Endlich schmerzfrei von Kopf bis Fuß

Hinweis

Verfasser und Verlag haben sich mit diesem Buch zum Ziel gesetzt, dem Leser umfassende Informationen zur Schmerzproblematik zu geben. Diese sind jedoch nicht als medizinische Verordnung zu verstehen, sondern sollen den Leser unterstützen, zusammen mit seinem Arzt oder Heilpraktiker den angemessenen Weg zu einem beschwerdefreien Leben zu finden. Eine Anwendung der aufgeführten Maßnahmen ohne autorisierte medizinische Kontrolle ist eine Selbstbehandlung, die zwar legitim ist, aber immer in eigener Verantwortung geschieht. Die in diesem Buch ausgesprochenen Empfehlungen sind nach bestem Wissen und Gewissen erarbeitet und sorgfältig überprüft worden. Dennoch kann eine Garantie nicht übernommen werden. Eine Haftung des Verfassers, des Verlages und seiner Beauftragten für Personen-, Sach- oder Vermögensschäden ist deshalb ausgeschlossen.

Der Autor:

Manfred Backhaus kann auf eine über 30jährige Erfahrung als Heilpraktiker zurückblicken. Nach einem ausgedehnten Studium der modernen Naturmedizin sowie aller bekannten klassischen Naturheilverfahren und einer intensiven Ausbildung an einer Heilpraktiker-Fachschule hat er sein medizinisches Wissen im Rahmen vieler Auslandsaufenthalte (unter anderem in Japan, China, USA und Jamaika) ständig erweitert. Mit seiner Ganzheitstherapie, die er mit großem Erfolg in seinem ProVital Naturheilzentrum für Ganzheitstherapie in Mainz-Gonsenheim anwendet, hat er sich über die deutschen Grenzen hinaus einen guten Namen gemacht. Sowohl in der Fachpresse als auch in den großen Publikumszeitschriften wird regelmäßig über seine Arbeit berichtet. In den letzten Jahren war er als „ratgebender Heilpraktiker" auch immer wieder Gast in Rundfunk und Fernsehen (z. B. Deutsche Welle TV weltweit, SAT 1, RTL, HR 3 usw.).

Manfred Backhaus

Endlich schmerzfrei von Kopf bis Fuß

Die erfolgreichsten Schmerztherapien der Naturheilkunde

Bibliografische Information der Deutschen Bibliothek:
Die Deutsche Bibliothek verzeichnet diese Publikation in
der Deutschen Nationalbibliografie;
detaillierte Daten sind im Internet über
<http://dnb.ddb.de> abrufbar.

© 2006 by Edition VitaPress der ProVital Gesellschaft für
gesundes Leben mbH, Seibersbach
Alle Rechte vorbehalten
Autorenfoto Umschlag: Martin Sperling
Herstellung und Verlag: Books on Demand GmbH,
Norderstedt

ISBN 3-8334-3713-8

Inhalt

1. Teil

Schmerz – Bedrohung für jedermann

Schmerz – was ist das?

Schmerz als genau zu bestimmende Größe gibt es nicht. Schmerz ist etwas, das jeder anders empfindet. Trotzdem oder gerade deshalb möchte ich dieses Buch damit beginnen, das Phänomen Schmerz einmal zu definieren. Vielleicht verstehen Sie Ihren Schmerz besser, wenn Sie etwas über seine Entstehung, die Schmerzleitung, die Schmerzempfindung und das „Schmerzerlebnis" erfahren, das im wesentlichen bestimmt, ob Sie Ihren Schmerz stärker oder schwächer spüren.

Jeder Schmerz wird von „Schadensmeldern", sogenannten Schmerzrezeptoren, wahrgenommen. Sie reagieren immer dann, wenn sie Reize empfangen, die für den Organismus schädlich sind. Damit erfüllen sie die Aufgabe eines Warnsystems, denn sie schützen unseren Körper vor Schaden. Immerhin besitzen wir 2,5 Millionen dieser „Schadensmelder" auf der Haut und in den Organen. Einige Organe jedoch haben keine Schmerzrezeptoren und können deshalb auch keine Krankheiten oder gesundheitlichen Störungen signalisieren. Zu diesen Organen zählen zum Beispiel die Leber und die Lunge.

Leider geben sich auch nicht alle Krankheiten durch Schmerzen zu erkennen. Gerade so lebensgefährliche Erkrankungen wie die perniziöse Anämie, Leukämie, Bluthochdruck, Herzklappenfehler, Stoffwechselstörungen oder auch die ersten Stadien des Krebses verlaufen schmerzfrei.

Das heißt also, daß das Vorhandensein von Schmerzen und die Stärke der Schmerzen nicht unbedingt Kennzeichen für die Schwere der Erkrankungen sind. Gerade Krankheiten, die zu keiner ernsthaften Lebensgefährdung führen, können stärkste Schmerzen verursachen. So zum Beispiel die Neuralgien des Gesichtsnervs (Trigeminusneuralgie), die Migräne, der Zahnschmerz und viele rheumatische Erkrankungen.

Obwohl also der Schmerz nichts über die Ernsthaftigkeit der Erkrankung aussagt, ist er doch ein Warnzeichen und macht uns klar, daß etwas in unserem Körper nicht in Ordnung ist. Die Wahrnehmung des Schmerzes erfolgt dabei blitzschnell. Werden „Schadensmelder" in unserem Körper oder auf der Haut durch mechanische, chemische oder thermische Reize (Wärme oder Kälte) aktiviert, wird der Schmerzreiz sofort auf bestimmten Nervenfasern vom Auslösepunkt über das Rückenmark zum Gehirn geleitet. Verantwortlich dafür ist das vegetative Nervensystem, das völlig automatisch und selbständig handelt.

Nicht jeder Schmerz erreicht jedoch in gleicher Weise das Gehirn. Ist nämlich der Schmerzreiz erst einmal im Rückenmark angekommen, wird entschieden, ob er so stark ist, daß er weitergegeben werden muß. Wenn die Antwort „ja" lautet, wird die Schmerz-Information über weitere Nervenzellen zum Gehirn transportiert. Dort werden dann die Stärke und auch die Form der Schmerzbotschaft registriert. Außerdem werden hier alle Schmerzsignale mit Gefühlen eingefärbt, so daß aus dem blassen Schmerzreiz im Bewußtsein des Menschen das Gefühl „Schmerz" entsteht. Dieses nun bewußt gewordene Schmerzerlebnis ist aber keineswegs das getreue Abbild des ursprünglichen Schmerzreizes. Vielmehr wird vom Gehirn entscheidend mitbestimmt, wie der Schmerz wahrgenommen wird und wie sehr der Mensch darunter leidet. Das aber ist die große Chance der psychologischen Schmerztherapien, die über eine Beeinflussung der Psyche eine Änderung der Schmerzwahrnehmung anstreben. Ausgangspunkt dafür ist die Erkenntnis, daß nicht nur Verletzungen oder Krankheiten Schmerzen erzeugen, sondern auch psychisch-vegetative Belastungen zu schmerzhaften Störungen innerer Organe führen können, zum Beispiel durch überreizte

Nervenstränge. So aber kann ein Teufelskreis entstehen: Probleme im Alltag erzeugen psychische Spannungen. Diese Spannungen führen zu körperlichen Verspannungen, die dann wiederum Schmerzen produzieren. Diese Schmerzen aber steigern die psychische Spannung erneut, führen damit zu weiteren körperlichen Verspannungen usw.

Die Fehlprogrammierung: der chronische Schmerz

Im Schmerzverlauf gibt es leider oft Fehlprogrammierungen. Dies sind dann die Fälle, bei denen es zu ständigen, chronischen Schmerzen kommt, die das Leben zur Qual machen. Schuld an diesen chronischen Schmerzen ist unter anderem das Adrenalin. Normalerweise muß nämlich die Schmerzinformation zunächst ein Tor zu der Sammel- und Umschaltstelle im Gehirn passieren, wo dann die Erregung registriert und als Schmerz gemeldet wird. Bei Menschen, die nur vorübergehend hin und wieder Schmerzen haben, wird beim Auftreten eines plötzlichen Schmerzreizes aber eine gefäßverengende Substanz ausgeschüttet, die dafür sorgt, daß nicht alle Schmerzinformationen zum Gehirn kommen und dort als Schmerz registriert werden können. Zu diesen gefäßverengenden Substanzen gehört unter anderem das Adrenalin. Leidet nun ein Mensch dauerhaft unter Schmerzen, so ist die körpereigene Adrenalinausschüttung durch den Dauerreiz meist erschöpft. Das aber bedeutet, daß bei weiteren schmerzhaften Reizungen kein Adrenalin mehr ausgeschüttet werden kann. Damit findet dann auch keine zusätzliche Gefäßverengung mehr statt, und der Schmerzreiz kann ungehindert das Gehirn erreichen. Der ohnehin schon schmerzgeplagte Patient verspürt nun noch einen zusätzlichen Schmerz und wird dadurch erneut belastet.

Auch so entsteht allmählich wieder ein Teufelskreis. Kein Wunder also, daß dann der chronische Schmerz zu seelischen Störungen führt, die sich in depressiver Verstimmung, gesteigerter Reizbarkeit, Interesselosigkeit, Störungen der Erlebnisfähigkeit und sogar totalem Realitätsverlust zeigen. So führt der Schmerz schließlich zu einem eigenen Krankheitsbild, das mit dem Schaden, durch den der Schmerz ursprünglich ausgelöst wurde, gar nichts mehr gemeinsam hat. Schmerz kann also zu einer völlig eigenständigen Krankheit werden, bleibt aber doch in den meisten Fällen der Ausdruck einer gesundheitlichen Störung. So oder so wird der Schmerz zu einem Erlebnis, das das Leben der Betroffenen ganz wesentlich bestimmt.

Der Schmerz im Alltag

Sie haben Schmerzen? Dann freuen Sie sich! Seien Sie glücklich darüber! Denn wenn Sie zu den Menschen gehören würden, die absolut schmerzunempfindlich sind, dann würden Sie wahrscheinlich gar nicht mehr leben.

Schmerz als Warnsignal

Schmerz nämlich ist, so jedenfalls definiert es der „Gesundheits-Brockhaus", ein „unangenehmes bis peinigendes Sinnes- und Gefühlserlebnis, das mit tatsächlicher oder möglicher Gewebsschädigung verknüpft ist oder mit Begriffen einer solchen Schädigung beschrieben wird".

Das aber heißt, daß Schmerz eine Warnfunktion hat, die uns davor bewahrt, daß es zu gefährlichen, mitunter lebensgefährlichen Gewebsschädigungen kommt.

Sie wissen durch den Schmerz, daß etwas in Ihrem Körper nicht stimmt. Lassen Sie sich untersuchen. Mit etwas Glück wird die Ursache herausgefunden und kann sogar beseitigt werden. Dann sind Sie wieder gesund, und der Schmerz wird vergehen. Der Schmerz kann also ein lebensrettendes Warnsignal sein. Bekämpfen Sie ihn daher nicht mit Schmerztabletten. Sie müssen den Schaden beheben! Erst dann hat der Schmerz seine Schuldigkeit getan und Sie vor größeren Schäden bewahrt.

Schmerz – von der Ursache zur Therapie

Natürlich ist das nicht immer so einfach. Schmerz kann viele Ursachen haben. Beim Kopfschmerz kennt man heute bereits über zweihundert mögliche Ursachen, und so werden vielleicht gerade Sie mir entgegenhalten, daß alle Untersuchungen nichts gebracht haben und der Grund für Ihre Schmerzen nicht gefunden werden konnte. Hier muß ich dann allerdings zurückfragen, welche Untersuchungen bei Ihnen bisher vor genommen wurden. Waren es nur klinische, also schulmedizinische Untersuchungen oder haben Sie es auch schon mit naturmedizinischen Diagnosemethoden versucht? Die meisten Schmerzpatienten haben dies nämlich noch nicht getan. Und das ist schade, denn gerade mit naturheilkundlichen Untersuchungsmethoden konnten schon vielfach Ursachen von Schmerzen aufgedeckt werden, die bei den klinischen Diagnoseverfahren verborgen geblieben waren. Mit der Aufdeckung der Ursachen war dann auch eine gezielte Behandlung möglich – und meistens auch erfolgreich!

Denn die Methoden der Naturheilkunde bieten vielfältige Möglichkeiten zur Heilung ohne Schaden. Es empfiehlt sich daher immer, es zunächst einmal mit diesen Methoden zu versuchen, bevor Sie sich durch dauerhaften Schmerzmittelmißbrauch oder verstümmelnde Operationen allmählich selbst vergiften und zugrunde richten.

Mögliche Schmerzursachen

Der Schmerz kann Millionen von Ursachen haben – oder auch gar keine, wie es ja bei vielen sinnlosen Dauerschmerzen der Fall ist. Doch das ist natürlich die Ausnahme, denn in der Regel hat der Schmerz eine Ursache. Jeder Schmerz seine eigene, mancher Schmerz aber auch mehrere. So ergibt sich eine fast grenzenlose Auswahl möglicher Ursachen für Zahn-, Hals-, Kopf-, Brust- oder Bauchschmerzen, für Gallenschmerzen, Nierenschmerzen, Rückenschmerzen, Blasenschmerzen und dergleichen mehr. Die Ursachen von Schmerzen lassen sich sehr übersichtlich in vier große Gruppen aufteilen, in:

– organische Störungen
– seelische Ursachen
– Herderkrankungen
– Schmerzen durch Medikamente

Organische Störungen

Die organischen Störungen, die sich durch Schmerzen bemerkbar machen, sind vielfältiger Art. Ich will an dieser Stelle gar nicht ausführlich darauf eingehen, denn im therapeutischen Teil dieses Buches werden die wichtigsten Schmerzzustände von Kopf bis Fuß ausführlich behandelt, sowohl bezüglich der Ursachen als auch hinsichtlich der möglichen naturheilkundlichen Behandlungsmethoden.

Seelische Ursachen

Kann die Seele Schmerzen auslösen? Sie kann. Darüber sind sich alle Mediziner heute wohl einig. Aber so, wie die Seele Schmerzen auslösen kann, so kann sie auch Schmerzen lindern oder sogar heilen. Ein ausgeglichenes Seelenleben ist darum Grundvoraussetzung nicht nur für psychisches, sondern auch für körperliches Wohlbefinden.

Leider aber wird die Diagnose „psycho-vegetatives Syndrom" heute immer häufiger gestellt. Meistens ist es die Folge einer „reizbaren Schwäche", die daher rührt, daß die Menschen zu sehr auf Genuß programmiert sind und dabei noch zunehmend Existenzängste haben. All das führt zu Störungen der Nerven, Reizungen oder Überreizungen. Und da die Nerven im ganzen Körper für das reguläre Geschehen und die richtige Reaktion der Organe verantwortlich sind, können nervliche Überreizungen in allen Organen zu Krankheiten und auch zu Schmerzen führen.

Natürlich kann derjenige, der innerlich unter Spannung steht, nicht äußerlich entspannt sein. Das führt dann zu Muskelverspannungen und Verkrampfungen, auch hier sind Schmerzen die Folge. Schmerz und Psyche gehören also zusammen. Nichts ist deshalb wichtiger, als Körper, Geist und Seele in ein harmonisches Gleichgewicht zu bringen.

Herderkrankungen mit „Fernwirkung"

Schmerzen machen sich nicht immer da bemerkbar, wo eine Krankheit oder eine Störung des Organismus vorliegt. Oft sind sie an Stellen zu spüren, die weit von der Ursache entfernt liegen. Das beste Beispiel dafür ist der Kopfschmerz. Der kann ausgelöst werden durch einen kranken Zahn, aber ebensogut durch eine Darmerkrankung oder eine Narbe am großen Zeh. In solchen Fällen spricht man dann von „Herden".

In diesem Zusammenhang erinnere ich mich an einen Fall aus meiner Assistentenzeit. Seit geraumer Zeit hatte ich eine Patientin in Behandlung, die seit über 20 Jahren an Kopfschmerzen litt. Bisher war es noch keinem Therapeuten gelungen, diese Beschwerden zu beseitigen. Gerade war ich von einem Fortbildungsseminar über Neuraltherapie zurückgekommen – und natürlich entsprechend motiviert –, als ich die Patientin in der Praxis wiedertraf. In der Behandlungskabine erzählte sie mir dann, daß trotz aller Bemühungen noch kein Erfolg zu verzeichnen war und die Beschwerden unverändert bestehen würden. Fast täglich würde sie von ihren Kopfschmerzen gepeinigt. In Erinnerung an mein gerade absolviertes Fortbildungsseminar fragte ich sie:

„Haben Sie eventuell eine Narbe irgendwo am Körper? Es muß nicht am Kopf sein."

„Nein. Oder warten Sie. Doch, ich habe eine Narbe am großen Zeh, die ich mir vor etwa 20 Jahren zugezogen habe. Aber das kann doch mit meinen Kopfschmerzen nichts zu tun haben?" gab sie mir zur Antwort.

„Möglich ist alles. Hatten Sie zu der Zeit schon Ihre Kopfschmerzen?"

„Nein, die traten tatsächlich erst kurz danach auf, wenn ich mich recht erinnere."

Diese Antwort war für mich Grund genug, eine Spritze mit *Procain* aufzuziehen – also einem Neuraltherapeutikum – und die Narbe am großen Zeh mit ein paar kleinen Einstichen zu unterspritzen und damit zu entstören.

„Was ist das?" stöhnte die Patientin plötzlich auf. „Mir wird ganz heiß und – mein Kopf ist ganz klar. Die Schmerzen sind weg!"

Tatsächlich war es mir hier gelungen, ein Sekundenphänomen auszulösen. Die Schmerzen waren von einer Sekunde auf die andere verschwunden und kamen fortan auch nicht mehr wieder.

Die Narbe am großen Zeh war also ein Herd, der als Störfeld wirkte und zu Kopfschmerzen führte. Herde aber können viele Dinge sein, von Narben über Knochenbrüche bis hin zu organischen Entzündungen, Vereiterungen, toten Zähnen oder vereiterten bzw. entzündeten Mandeln. Störfelder sind also eine sehr wichtige und nicht zu unterschätzende Schmerzursache. Für Sie selbst ist es deshalb wichtig, daß Sie auf Störfelder und Herderkrankungen achten. Merken Sie sich also die Stelle, wo Sie einen Knochenbruch hatten.

Achten Sie auch darauf, wenn Ihnen einmal ein Zahn weh tut, ob Sie eine Mandelentzündung haben oder starken Schnupfen. Das Gefährliche an solchen Herden ist nämlich, daß sie sich nicht ständig bemerkbar machen. Wenn Sie jedoch Ihren Körper aufmerksam beobachten, können Sie Ihrem Therapeuten bei der Störfeldersuche behilflich sein. Schließlich liegt es in Ihrem eigenen Interesse, alle Herde oder Störfelder auszuschalten – nur so können Sie gesund werden.

Schmerzmittel als Schmerzmacher

Viel zu viele Menschen nehmen den Schmerz nicht ernst. Sie betrachten ihn nicht als Warnung vor irgendwelchen körperlichen Störungen, sondern lediglich als lästige Empfindung, die es abzustellen gilt. Was dann folgt, ist der Griff zur Schmerztablette.

Immer wieder jedoch hat die Vergangenheit gezeigt, wie gefährlich diese Präparate sind. Und immer wieder mußten Mittel, die angeblich völlig unschädlich waren, wegen dann doch auftretender gefährlicher Nebenwirkungen vom Markt genommen werden.

Hier nun ein kurzer Überblick über einige beliebte, noch heute erhältliche Schmerzmittel und ihre Nebenwirkungen:

Acetylsalizylsäure (ASS): Die Nebenwirkungen sind Magenstörungen, Übelkeit, Druckgefühl, Magenschmerzen, Magen- und Darmgeschwüre, gelegentliche Asthmaanfälle, Erhöhung der Blutungsneigung, eventuell Magenblutungen.

Paracetamol: Wird gerne als Alternative zur Acetylsalizylsäure eingesetzt. Nebenwirkungen: Leberschäden, Vergiftungserscheinungen, Hautrötungen, allergische Reaktionen usw.

Jbuprofen: Gilt als harmlose Alternative zu anderen Schmerzwirkstoffen. Nebenwirkungen: Die gleichen wie die Acetylsalizylsäure, außerdem Beschwerden, die dem Krankheitsbild einer Hirnhautentzündung (Meningitis) gleichen, zu starken Kopfschmerzen, Übelkeit, Nackensteifheit, Fieber und Erbrechen führen.

Pyracolone (Phenazon und Propyphenacon): Wichtigste Nebenwirkungen sind hier Hautveränderungen mit Rötungen oder Juckreiz, schwere allergische Sofort-Reaktionen mit Schocksymptomatik. Mögliche Nierenschädigung.

Cortison: Ist beliebt in der Rheumatherapie. Nebenwirkungen: Vollmondgesicht, Fettsucht, Bluthochdruck, Störungen der Sexualfunktion, Magen-Darm-Geschwüre, Wachstumsstörungen bei Kindern, Erhöhung des Augendrucks (Glaukom), Bauchspeicheldrüsenentzündung, Erhöhung des Thromboserisikos, Verstärkung der Gefahr des Herzinfarktes oder Hirnschlags, verzögerte Wundheilung, Muskelschwäche, porös werdende Knochen, Erlahmung der Nierenfunktion und Schwächung der Immun-Vorgänge des ganzen Körpers, Schädigung des Gelenkknorpels.

Ergotamin (Secale cornutum, Mutterkorn): Wird gern zur Behandlung von Kopfschmerzen und Migräne eingesetzt. Nebenwirkungen: allgemeine Gewöhnung, Schwindelgefühle, Erbrechen, Müdigkeit, Druckgefühl auf der Brust (Angina pectoris), Sehstörungen, schmerzhafte Muskelverhärtungen, arterielle Verschlußkrankheiten.

Interessant ist hier, daß es zum chemischen Ergotamin eine naturheilkundliche Alternative gibt. Den Wirkstoff secale cornutum (Mutterkorn) gibt es nämlich auch als homöopathisches Heilmittel. In dieser Form aber kann es unbedenklich eingenommen werden. Gerade bei Kopfschmerzen durch Gefäßkrämpfe oder Durchblutungsstörungen hat es sich hier als genauso wirksam erwiesen wie die konzentrierte, aber gefährliche Ursubstanz Ergotamin.

Neben den Monopräparaten gibt es auf dem Markt noch viele Kombinationspräparate, die zu dem jeweiligen Schmerzwirkstoff noch weitere Zusätze enthalten, wie z. B. Vitamine oder Koffein. Dabei wird das Risiko aber keinesfalls durch den Zusatz von Vitaminen oder Koffein verringert. Im Gegenteil. Schon in der Zeitschrift „Test" vom Dezember 1990, in der das Ergebnis von Tests mit 131 Schmerzmitteln veröffentlicht wurde, stand zum Thema „Vitaminzusätze" zu lesen: „Es existieren keine überzeugenden Hinweise dafür, daß die direkt oder indirekt beworbenen Vitaminzusätze zu Schmerzmitteln einen nützlichen Beitrag zur Schmerzlinderung leisten."

Man war der Meinung, daß Vitamine in Schmerzmitteln wohl eher dem Marketing – also der Werbung und der Verkaufsförderung – dienen als dem Patienten. Ähnlich negativ wurde bei dem gleichen Test auch die Kombination von Schmerzmitteln und Koffein beurteilt.

Kurz gesagt: Die gefährlichen Nebenwirkungen der Schmerzpräparate sind nicht zu unterbinden. Bei unklaren Schmerzzuständen sollte deshalb grundsätzlich eine medizinische Untersuchung durchgeführt werden. Nur so kann geklärt werden, warum der Schmerz auftritt. Versuchen Sie es aber auf jeden Fall auch mit den naturheilkundlichen Untersuchungsmethoden eines Heilpraktikers. Vielfach ist es damit gelungen, die Ursachen eines Schmerzes auch dann aufzudecken, wenn die klinischen und schulmedizinischen Diagnoseverfahren keine greifbaren Resultate brachten.

Der Heilpraktiker wird nämlich die Krankheit ganz anders analysieren, die Hintergründe aufdecken und so neue Erkenntnisse finden. Und gerade diese andere Vorgehensweise ist es, die die Naturmedizin grundsätzlich von der Schulmedizin unterscheidet und die oftmals auch dann noch Erfolge beschert, wenn die Schulmedizin versagt hat.

Naturmedizinische Untersuchungsmethoden

Das Anamnesegespräch

Zunächst einmal muß die Anamnese erhoben, also die Vorgeschichte der Krankheit aufgedeckt werden. Nur mit einem solchen ausführlichen Gespräch ist es möglich, Auskunft über alle Krankheiten und Störungen zu bekommen, die der Patient vorher im Leben erlitten hat. Das ausführliche Gespräch ist für den Behandler die einzige Möglichkeit, seinen Patienten näher kennenzulernen. Er erhält nämlich nicht nur Einblick in die körperlichen Störungen, sondern lernt auch die Psyche besser kennen. Es wird Sie daher sicherlich nicht wundern, wenn ein solches Anamnesegespräch in meinen Praxen etwa zwei Stunden dauert. Für mich ist dies eine notwendige und wichtige Zeit, um dem Patienten gezielt Fragen zu stellen und ansonsten aufmerksam zuzuhören.

Das ausführliche Anamnesegespräch mit dem Patienten und die dazugehörenden, gezielt gestellten Fragen nach dem Wo, Wie und Wann des Schmerzes sind also eine wichtige Grundlage für eine gezielte Behandlung und damit für die Chance auf Heilung. Wenn dem Anamnesegespräch dann allerdings keine weiteren Untersuchungen folgen, sollten Sie Zweifel anmelden. Heilpraktiker sind keine Hellseher, und nur wer die verschiedensten naturheilkundlichen Untersuchungsmethoden einsetzt, auswertet und sich aus dem daraus entstehenden Gesamtergebnis ein Bild über den Patienten macht, hat akzeptable Chancen, die richtigen Behandlungsmethoden erfolgversprechend einzusetzen. Und hier bietet die Naturheilkunde eine ganze Reihe sehr aussagekräftiger und erprobter Untersuchungsmethoden.

„Klinische Diagnostik" – anschauen, abtasten, abklopfen und abhorchen.

Durch Anschauen, Abtasten, Abklopfen und Abhorchen haben sich schon die alten Landärzte ein Bild von ihren Patienten gemacht und daraus ihre Rückschlüsse auf bestehende Krankheiten und deren mögliche Ursachen gezogen.

Auch heute noch gehören diese Methoden zu den Grundlagen der ärztlichen Diagnostik, also zu den „klinischen Diagnoseverfahren", die aber auch bei einem Heilpraktiker nicht zu kurz kommen dürfen. Zusätzlich kommen dann natürlich die heilpraktikertypischen Diagnosemethoden hinzu.

Irisdiagnose

Bei der Iris-Diagnostik oder auch „Augen-Diagnose" untersucht der Behandler mit einem Iris-Mikroskop die Regenbogenhaut Ihres Auges. Anhand von bestimmten Zeichen und Verfärbungen in der Iris läßt sich dabei erkennen, welche Organe geschädigt sind, welche Konstitution beim Patienten besteht, welche möglichen Erbgifte vorhanden sind und welche gesundheitlichen Gefahren drohen bzw. welche gesundheitlichen Störungen sich schon eingestellt haben.

Kirlian-Fotografie-Diagnose

Während die Iris-Diagnose hauptsächlich zum Erkennen chronischer Krankheiten und konstitutioneller Störungen geeignet ist, läßt sich mit der *Kirlian-Fotografie*-Diagnose auch ein akutes Geschehen aufdecken und in seinem Verlauf beobachten. Die Kirlian-Fotografie basiert nämlich im wesentlichen darauf, die Aura des Menschen zu fotografieren und daraus Rückschlüsse auf ein Krankheitsgeschehen zu ziehen. Die Aura aber ist eine energetische Abstrahlung, die jedes Lebewesen umgibt. Da sich die Energie des Menschen aber stets im Fließen befindet, zeigt jedes neue Kirlian-Bild auch die energetische Veränderung im Energiefluß an. Und im Vergleich zum „Normalbild" lassen sich so Rückschlüsse auf bestehende Krankheiten und deren Ursachen ziehen.

Die *Kirlian-Fotografie* ist aber nicht nur zur Diagnosestellung, sondern auch zur Therapiekontrolle wichtig. Wird vor und nach einer Behandlung ein Bild gemacht, kann man an der Veränderung des Bildes feststellen, ob die Behandlung erfolgreich war oder nicht, das heißt also, ob sie die richtige Wirkung gebracht hat oder nicht. Im letzteren Falle müßte dann bei der nächsten Therapiesitzung eine andere Behandlungsmethode eingesetzt werden. So kann man Therapieversager rechtzeitig erkennen und schneller zum Erfolg kommen.

Laboruntersuchungen

Jedem von Ihnen ist bestimmt schon einmal Blut abgenommen worden, um es im Labor untersuchen zu lassen. Auch diese Diagnose-Methode zählt eigentlich zu den naturheilkundlichen Diagnoseverfahren, da damit ja lediglich die Zusammensetzung unseres Blutes festgestellt wird, wenn das auch mit hochmodernen medizinischen Geräten geschieht. Die Labortechnik bietet uns heute nämlich umfangreiche diagnostische Möglichkeiten bei den unterschiedlichsten Erkrankungen. Gerade bei allen Schmerzzuständen, die bisher nicht gebessert werden konnten, sollten deshalb alle Register der Labordiagnostik gezogen werden.

2. Teil

Schmerzbekämpfung
von Kopf bis Fuß –
Naturheilmethoden, die wirklich helfen

Migräne und Kopfschmerzen

Schon 1975/76 habe ich erkannt, daß die überwiegende Mehrheit der Schmerzpatienten entweder unter Kopfschmerzen und Migräne oder unter rheumatischen Beschwerden litt. Daran hat sich bis heute nichts geändert. Kein Wunder, denn 8 Millionen Deutsche sind von Migräne betroffen und verursachen immense Kosten. So zum Beispiel durchschnittlich 17 Fehltage pro Patient und Jahr und damit allein durch Arbeitsausfall 1,5 Milliarden Euro und zusätzlich durch Kopfschmerz- und Migränemittel noch einmal 665 Millionen Euro pro Jahr.

Auch die rheumatischen Beschwerden nehmen ständig zu. So tritt zum Beispiel schon bei 50 % der 30jährigen der erste Gelenkverschleiß auf. Ab dem 50. Lebensjahr betrifft es fast jeden.

Kein Wunder also, daß der Anteil dieser Schmerzpatienten an der Gesamtheit der schmerzgeplagten Menschen, die meine Praxen aufsuchen, in den letzten Jahren ständig gewachsen ist. Aus diesem Grund habe ich mich schon vor einigen Jahren dieser Problematik angenommen und in meinen Büchern *„Endlich schmerzfrei Band 2 – Kopfschmerz und Migräne" und „Endlich schmerzfrei Band 1 – Rheuma"* (alle im Autis Verlag erschienen) weit ausführlicher, als ich dies hier kann, über die naturheilkundlichen Möglichkeiten der erfolgreichen Behandlung dieser Krankheiten berichtet. Diese Themen sind jedoch nach wie vor brandaktuell und müssen deshalb auch in diesem Buch angesprochen werden. Bleiben wir zunächst bei den Kopfschmerzen.

Was ist das für eine Krankheit, die den Medizinern so viel „Kopfschmerzen" macht? Das Besondere ist zunächst einmal, daß Migräne und Kopfschmerzen gar keine eigenständigen Krankheiten sind, wie z. B. Husten oder Schnupfen. Sie sind nur Symptome einer anderen Erkrankung. Innere Erkrankungen sind dabei die eigentlichen Ursachen, äußere Einflüsse aber dann der Tropfen, der das Faß zum Überlaufen bringt und damit den Schmerz auslöst.

Mit Nosoden gegen Restgifte früherer Erkrankungen

Die Vielfalt der kopfschmerz- und migräneverursachenden inneren Erkrankungen ist sehr groß. Selbstverständlich muß der Behandler deshalb zunächst einmal herausfinden, ob und wenn ja, welche jetzige oder frühere Erkrankung im Zusammenhang mit den bestehenden Kopfschmerzen steht. Danach ist es durch die naturheilkundliche „Nosoden-Therapie" glücklicherweise möglich, „Restgifte" der früheren Erkrankung auch im nachhinein zu beseitigen. Die Nosoden-Therapie besteht nämlich im wesentlichen darin, dem Körper abgetötete und homöopathisch verdünnte bzw. potenzierte Erreger der früheren, nicht richtig auskurierten Krankheit zu verabreichen. Dies kann in milder Form als Einreibung in die Armbeuge oder aber auch in etwas stärkerer Form als Spritze geschehen. Selbstverständlich sind diese Krankheitserreger nicht mehr ansteckend und können deshalb auch keinerlei Krankheiten auslösen. Sie wirken aber als Reizmittel und helfen dem Körper so, sich an diese früheren Leiden „zu erinnern" und sich aufs neue mit der alten Krankheit auseinanderzusetzen: Er kann jetzt wieder spezielle Abwehrkräfte gegen diese alte Krankheit entwickeln. Schon nach kurzer Zeit ist dann die alte Erkrankung endgültig auskuriert und mit ihrer Beseitigung verschwinden meist auch die Folgekrankheiten, egal, ob es nun Kopfschmerzen oder andere Beschwerden sind.

Mit Symbioselenkung zum gesunden Darm

Ein Organ wird bei den meisten Überlegungen vergessen: der Darm. Indes ist er sicherlich einer der häufigsten Verursacher von Kopfschmerzen überhaupt. Über Jahre hinweg habe ich bei meinen Patientinnen und Patienten mit Kopfschmerzen und Migräne den Darm untersuchen lassen, wenn auch nur der leiseste Verdacht einer Beteiligung an den vorhandenen Kopfbeschwerden bestand. Über 75 % der Untersuchungen verliefen erwartungsgemäß positiv. Das heißt, daß sich tatsächlich eine Darmerkrankung nachweisen ließ. Nicht selten waren die Betroffenen darüber sehr erstaunt, denn sie hatten keinerlei Beschwerden mit dem Stuhlgang und klagten auch sonst nicht über Bauchbeschwerden. Die Verdauung war also völlig in Ordnung – und trotzdem war der Darm krank. Oft bestand eine Störung der Bakterienbesiedelung, also eine Dysbiose. Das heißt, daß sich Bakterien im Darm breitmachen, die für den Darm und den Organismus schädlich sind. Deren Stoffwechselausscheidungen können für den Organismus sogar giftig werden und so alle möglichen Krankheiten verursachen, von Gelenkbeschwerden, über Verdauungsstörungen, Asthma, dauerhafte Müdigkeit, Leistungsschwäche, Muskelschmerzen usw. bis hin zu Kopfschmerzen und Migräne. Das gleiche gilt auch für Pilze, die ebenfalls sehr häufig im Darm gefunden werden. Als Therapie kommt hier die „Symbioselenkung", also die Aufforstung der gesunden Bakterienbesiedelung der Darmschleimhaut, in Frage. Dazu werden entsprechende biologische Präparate eingesetzt. Gegen einen Pilzbefall des Darmes allerdings helfen nur Antimykotika, also spezielle Pilzmittel, die die vorhandenen Pilze abtöten. Ein altes Sprichwort lautet: „Der Tod sitzt im Darm." Das heißt aber auch, daß die Patienten erst dann wieder gesund werden können, wenn der Darm in Ordnung ist.

Störfeldbeseitigung mit Neuraltherapie

Ähnlich unachtsam wie beim „Störfeld Darm", das durch Giftstoffbelastungen des Körpers zu Kopfschmerzen und Migräne oder auch zu anderen Erkrankungen führen kann, wird in der Regel auch mit anderen Störfeldern umgegangen. Und das, obwohl schon seit Jahrzehnten bekannt ist, daß Störfelder die Ursache von Schmerzen sein können (s. auch „Herderkrankungen mit Fernwirkung").

Ein Mittel zur Beseitigung der Störfelder ist nun die Neuraltherapie, die die beiden deutschen Ärzte Dr. Ferdinand Hunecke und Dr. Walter Hunecke entwickelt haben. Wichtigstes Handwerkszeug in der Neuraltherapie ist das Medikament Procain, das durch ein ganz bestimmtes, eigenes energetisches Potential – also durch eine eigene elektrische Spannung – in der Lage ist, einen durch ein Störfeld ausgelösten „Kurzschluß", also einen unterbrochenen Energiefluß, wieder zu reparieren und die Energie zum Fließen zu bringen. Wird *Procain* in ein Störfeld injiziert, bewirkt sein elektrisches Eigenpotential, daß das Störfeld ausgeglichen und aufgehoben wird. Das ist etwa so, als ob man die Enden eines durchgeschnittenen elektrischen Drahtes wieder miteinander verbindet; weil jetzt der körpereigene Strom wieder ungehindert fließen kann, können auch die Krankheiten, die von diesem Störfeld, also dem Kurzschluß, verursacht worden sind, wieder ausheilen. Mitunter müssen natürlich auch noch andere Naturheilverfahren herangezogen werden, um die bestehende Krankheit gänzlich auszukurieren.

Mit Chiropraktik gegen das HWS-Syndrom

Vielleicht ist es Ihnen auch schon einmal so gegangen: Plötzlich und unerwartet – und ohne, daß Sie einen Grund dafür finden können – steigt Ihnen ein Schmerz vom Nacken über den Hinterkopf und die Schädeldecke bis vor in die Stirn. So jedenfalls ging es Petra S., als sie mit starken Kopfschmerzen in meine Praxis kam.

Ich untersuchte daher den gesamten Nacken der Patientin sehr eingehend und konnte tatsächlich feststellen, daß einige Wirbel nicht mehr an ihrem Platz waren. Aus diesem Grund hatten sich schon ziemlich harte Verspannungen im Bereich der Nackenmuskulatur gebildet, die ebenfalls auf Druck sehr schmerzhaft reagierten.

„Ihre Kopfschmerzen kommen daher, daß sich Ihre Halswirbel gegeneinander verschoben haben und so die an den Wirbeln austretenden Nerven, die den gesamten Kopfbereich versorgen, gequetscht und dadurch gereizt werden. Das führt dann zu den Schmerzen, die vom Nacken über den Kopf bis in die Stirn ziehen. Ich werde Ihnen deshalb die verschobenen Wirbel wieder an den richtigen Platz bringen, also Ihre Hals- und Brustwirbelsäule wieder einrenken. Man nennt das Chiropraktik", erklärte ich der Patientin mein weiteres Vorgehen.

Bei den jeweiligen chiropraktischen Griffen gab es einige Male einen leisen Knacks, dann war die Angelegenheit schon vorüber. Frau S. war erstaunt darüber, daß sie während der Behandlung keinerlei Schmerzen gespürt hatte. Schon kurze Zeit nach dem „Einrenken" spürte sie deutlich, wie die quälenden Kopfschmerzen nachließen.

Zur Entspannung der Muskulatur und zur Verstärkung der Durchblutung bekam Frau S. noch eine Injektion mit einem von mir zusammengestellten Spezialpräparat unter die Haut rechts und links der Halswirbelsäule gemacht, der sich dann noch eine wohltuende Meridian-Massage des Blasenmeridians anschloß, der sich rechts und links der Halswirbelsäule entlangzieht.

Zum Abschluß der Behandlung strahlte die Patientin: „Es war phantastisch! Meine Schmerzen sind weg, mein Kopf, meine Schultern und Arme sind so leicht und frei beweglich, wie ich es noch nie empfunden habe. Ich hätte nie geglaubt, daß Chiropraktik so angenehm sein kann."

Homöopathische Heilmittel für einen schmerzfreien Kopf

Kaum ein Naturheilverfahren ist in der breiten Bevölkerung so bekannt wie die Homöopathie. Noch heute sprechen ältere Menschen davon, daß sie zu einem „Homöopathen" gehen –und meinen damit einen Heilpraktiker. Der Bekanntheitsgrad der Homöopathie mag darin begründet sein, daß früher nahezu jeder Heilpraktiker auch die Homöopathie beherrschte. Das ist heute nicht mehr so. Aus der Sicht eines Schmerztherapeuten ist diese Entwicklung zu bedauern, denn es gibt kaum ein anderes Naturheilverfahren, das sich so erfolgreich gegen die unterschiedlichsten Schmerzformen einsetzen läßt wie die Homöopathie.

Schon Anfang des 19. Jahrhunderts entdeckte der sächsische Arzt Dr. Samuel Hahnemann (1755–1843), daß eine Substanz, die in einer hohen Dosierung beim gesunden Menschen Krankheitserscheinungen hervorruft, in starker Verdünnung bei einem Erkrankten genau diese Erscheinungen heilen kann. Daraus entwickelte sich auch der Leitsatz der Homöopathie: „Ähnliches wird durch ähnliches geheilt." Damit steht diese Therapie ganz im Gegensatz zu schulmedizinischen Heilmethoden, bei denen Arzneimittel eingesetzt werden, die sich gegen vorhandene Beschwerden richten, also Krankheitssymptome unterdrücken und beseitigen sollen. Sinn der Homöopathie ist es jedoch, mit Hilfe eines „Simile" – also eines Mittels, daß in hoher Konzentration ähnliche Beschwerden auslösen würde wie die, die beim Patienten gerade bestehen – die Krankheit zu beeinflussen. Das entsprechende Mittel wird dem Patienten in einer mehr oder weniger hohen Verdünnung verabreicht, so daß die Selbstheilungskräfte des Organismus in Gang gebracht werden können und die Krankheit ausheilen.

Von der Schulmedizin wird die Homöopathie heute immer noch abgelehnt. Dennoch glaubt sie der Arzt und Wissenschaftler Dr. J. Benveniste von der Universität Paris-Süd wissenschaftlich bewiesen zu haben. Ihm gelang es zusammen mit zwölf Mitautoren aus sechs Forschungsinstituten in Frankreich, Italien, Israel und Kanada, in einer wissenschaftlichen Versuchsreihe nachzuweisen, daß die homöopathischen Arzneimittel selbst in höchster Potenzierung (in der Homöopathie heißen die einzelnen Verdünnungsstufen „Potenzen") nicht nur wirksam sind, sondern daß sich die Wirksamkeit von Potenzierung zu Potenzierung sogar noch erhöht. Damit konnten die Wissenschaftler jetzt endgültig das bestätigen, was den Homöopathen schon seit Jahrhunderten bekannt ist. Auch in Deutschland hat die Wissenschaft inzwischen die Wirkung der Homöopathie erkannt. Am Physiologisch-Chemischen Institut der tierärztlichen Hochschule in Hannover erbrachte nämlich Prof. Dr. Haarisch eindeutig und wissenschaftlich exakt den Beweis, daß durch homöopathische Arzneimittel Veränderungen im Zellstoffwechsel hervorgerufen werden. Die Behauptung, die Homöopathie sei wenig wirksam oder ihre Wirkung zumindest wissenschaftlich nicht beweisbar, entbehrt deshalb heute jeder Grundlage. Näheres über die Anwendung der homöopathischen Einzel- und Komplexmittel bei Kopfschmerzen, Migräne, Wirbelsäulen-, Muskel- und Gelenkbeschwerden sowie rheumatischen Erkrankungen erfahren Sie aus meinen Büchern „*Kopfschmerz und Migräne*" und „*Rheuma*".

Schmerzfrei mit Pestwurz

Neben homöopathischen Mitteln haben sich natürlich aus der Naturheilkunde auch pflanzliche Präparate mittlerweile hervorragend bei der Behandlung von Kopfschmerzen und Migräne – aber auch bei anderen Schmerzzuständen – bewährt. Dazu gehört ganz besonders die Pestwurz (Petasites fabrydus), die bereits im antiken Griechenland als Arzneipflanze erwähnt und im Mittelalter schon zur Behandlung der Pest eingesetzt wurde. Daher stammt ihr Name.

Hightech macht es heute möglich, die Wirkstoffe dieser Arzneipflanze – die sogenannten Petasine – durch ein patentiertes, modernes Herstellungsverfahren zu potenzieren und damit noch effektiver zu machen. In dem in Apotheken erhältlichen Präparat *Petadolex* ist der Gehalt von Petasin auf mindestens 15 % standardisiert, was einen hohen Wirkungsgrad garantiert. Schädliche Nebenprodukte wie bestimmte Alkaloide konnten dabei rausgefiltert werden, so daß die Anwendung von *Petadolex*-Kapseln langfristig erfolgen kann.

Aktuelle Studien bestätigen die Erfahrungen der traditionellen Pflanzenheilkunde (Phytotherapie), in der die Pestwurz als ein krampflösendes, schmerzstillendes und vegetativ regulierendes Produkt bekannt ist.

Natürlich hilft eine einmalige Einnahme von *Petadolex* nicht, sondern das Präparat sollte in jedem Fall kurmäßig über 6 Monate eingenommen werden. Danach sollten Sie es langsam absetzen, denn Ziel der Behandlung ist es immer, die hohe Empfindlichkeit des Nervensystems über einen längeren Zeitraum zu reduzieren, um so Schmerzfreiheit auch ohne Medikamente zu erreichen. Wenn Sie dann später wider Erwarten erneut Migräne oder Kopfschmerzattacken bekommen sollten, können Sie problemlos mit einer neuen Einnahmeserie beginnen.

Auch bei der Behandlung von Kinder-Kopfschmerzen

hat sich *Petadolex* hervorragend bewährt. Ergebnisse einer Kinder-Migräne-Studie mit diesem Pestwurz-Extrakt zeigen, daß bei 77 % der Kinder mindestens 50 % weniger Migräne auftraten. Durchschnittlich wurden die Migräne-Attacken um 63 % gesenkt. Dabei wurde der Pestwurz-Extrakt in der Regel sehr gut vertragen.

Der renommierte Kinderneurologe Dr. Raymund Pothmann vom Zentrum für Integrative Kinderschmerztherapie in Hamburg kam nach langjährigen klinischen Erfahrungen mit Pestwurz zu der Erkenntnis, daß es als Mittel der ersten Wahl bei der kindlichen Migränevorbeugung einzusetzen ist.

Dieser Erkenntnis haben sich mittlerweile auch die Krankenkassen angeglichen und deshalb *Petadolex* für Kinder bis 12 Jahren zu den erstattungsfähigen Arzneimitteln eingereiht.

Aber der Pestwurz-Extrakt „*Petadolex*" hat sich nicht nur bei der Behandlung von Kopfschmerzen und Migräne bestens bewährt. In meinen Praxen habe ich ihn bereits vielfach mit sehr gutem Erfolg bei Trigeminus- oder Ischias-Neuralgien und bei Rücken- und Gelenkschmerzen eingesetzt. In den meisten Fällen konnte dann sehr schnell auf nebenwirkungsreiche, chemische Schmerzmittel verzichtet werden.

Das Pestwurz-Präparat „*Petadolex*" kann vom Arzt verschrieben werden, ist aber auch rezeptfrei in der Apotheke erhältlich. Es ist nunmehr seit über 30 Jahren im Handel und bestens verträglich.

Schlangengifte gegen Kopfschmerzen

Gifte gewinnen in der heutigen Zeit immer mehr an Bedeutung. Nicht nur solche, die uns schaden und Krankheiten verursachen, sondern insbesondere die Gifte, die wir nutzbringend für uns einsetzen können. Dazu gehören schon seit langer Zeit die Gifte von Insekten und Reptilien, also z. B. von Ameisen, Bienen, Kröten und Schlangen. Natürlich werden diese Gifte nicht in konzentrierter Form verwendet, sondern in homöopathischer Verdünnung eingesetzt, so daß auch die Behandlung mit Giftstoffen in direkter Weise mit der Homöopathie in Verbindung steht.

Obwohl ich diese Therapie nun schon seit über 30 Jahren erfolgreich einsetze, erstaunt es mich immer wieder, wie jahrzehntelang bestehende Kopfschmerzen und Migräneanfälle, aber auch rheumatische Schmerzen, Neuralgien und sogar psychisch-vegetative Störungen durch diese Behandlung allmählich verschwinden und dann auch nicht mehr wiederkommen.

Akupunktur als Schmerzmittel

Schon vor über 4000 Jahren erkannten die Chinesen, daß Krankheiten immer dann auftreten, wenn der natürliche Fluß der körpereigenen Energie aus dem Gleichgewicht gerät. Die Akupunkturlehre der alten Chinesen ging schon damals davon aus, daß der Mensch aus zwei unterschiedlichen Energiefeldern besteht, die als Yin und Yang bezeichnet werden. Dabei steht das Yin für die passive, weibliche Energie, während das Yang das aktive, männliche Prinzip repräsentiert. Yin und Yang beeinflussen nun sämtliche Organe unseres Körpers, natürlich auch unser Gehirn. Jedes Organ aber wird dabei über eigene Energiebahnen, die sogenannten Meridiane, versorgt. Auch in diesen Meridianen sind gleiche Anteile der gegensätzlichen Energien Yin und Yang enthalten. Die Akupunkturlehre basiert nun auf der Erkenntnis, daß es auf diesen Energiebahnen Punkte gibt, von denen der Energiefluß direkt beeinflußt werden kann. Werden diese Punkte durch mechanische Maßnahmen – wie z. B. einen Nadelstich oder Pressen mit dem Finger – gereizt, kann der geübte Behandler eine Regulierung der gestörten Energie erreichen und sie wieder ins Gleichgewicht bringen.

Heute weiß man, daß die schmerzstillende Wirkung der Akupunktur im wesentlichen darauf beruht, daß durch die Nadelung der richtigen Akupunkturpunkte bestimmte chemische Reaktionen im Körper ablaufen und Wirkstoffe freigesetzt werden, die als körpereigenes Morphium zu bezeichnen sind. Diese sogenannten Endorphine schwächen die Wahrnehmung des Schmerzes ab und wirken so auf natürliche Weise schmerzstillend. Gerade bei der Behandlung von schmerzhaften Erkrankungen hat sich die Akupunktur deshalb als Mittel der Wahl bewährt.

Bewährte Methoden zur Vorbeugung und Selbstheilung

- Kartoffeln gibt es wohl in jedem Haushalt. Daß sie auch bei Kopfschmerz eine hervorragende Wirkung haben, ist kaum bekannt. Wenn Sie sich rohe Kartoffelscheiben auf die Stirn und die Schläfen legen, werden Sie sehr schnell feststellen, daß diese kühlende Auflage die Schmerzen lindert oder ganz vertreibt.
- Wenn Sie erste Anzeichen eines neuen Anfalls spüren, sollten Sie sofort zwei oder mehrere Äpfel essen. Verzichten Sie dann auch auf Kohlenhydrate, also Brot, Nudeln oder Kartoffeln. Damit kann der Anfall oft vermieden werden.
- Werden die Kopfschmerzen oder Migräneanfälle von Schwindel oder Übelkeit begleitet, sollten Sie Schafgarbentee trinken. Zwei- bis dreimal täglich sehr heiß getrunken, kann er bei regelmäßiger Anwendung die Migräne dauerhaft zum Verschwinden bringen.
- Reiben Sie sich außerdem noch ätherische Öle

wie z. B. Pfefferminzöl auf die Schläfen, den Nacken oder auch unter die Nase. Das macht die Atmung frei und läßt oftmals auch die Schmerzen verschwinden.

- Treten die Kopfschmerzen vornehmlich im Bereich der Stirn auf, versuchen Sie es mit Majoranöl, das Sie in die Stirn einreiben.
- Kopfschmerzen, die sich vom Schulter-Nacken-Bereich hochziehen, können sehr häufig auch mit der *TENS*-Methode behandelt werden. Diese transcutane elektrische Nervenstimulation erzeugt kleine Stromreize, mit denen es gelingt, den Schmerzreflexbogen zu unterbrechen und so die Schmerzen zu lindern oder sogar ganz zu beseitigen.

Schmerzen in Ohren und Nebenhöhlen

Die Behandlung von Ohrenentzündungen (Otitis) und Nebenhöhlenentzündungen (Sinusitis) war jahrelang ein Alptraum für mich. Glücklicherweise ging es nicht nur mir so, sondern auch vielen meiner Kollegen. Auch sie hatten Schwierigkeiten, diese wirklich hartnäckigen Erkrankungen auf Dauer erfolgreich zu bekämpfen. Zwar läßt sich das Problem durch dauerhafte Einnahme homöopathischer Präparate einigermaßen im Griff halten, doch welcher Patient hat schon die Ausdauer, über Wochen, Monate oder vielleicht sogar Jahre regelmäßig homöopathische Medikamente einzunehmen? Und so kamen die Krankheiten immer wieder, häufig beide Beschwerden zusammen. Denn die Mittelohrentzündung (Otitis media), um die es sich meistens handelte, ist nicht selten die Folge einer Nasen-Nebenhöhlenvereiterung, eines Schnupfens, einer Bronchitis, einer Lungenentzündung oder einer anderen Infektionskrankheit wie zum Beispiel einer banalen Erkältung. Ganz gleich, ob es sich nun um eine Nebenhöhlenentzündung oder eine Ohrenentzündung handelt, immer spielen die körpereigenen Abwehrkräfte des Patienten eine wesentliche Rolle. Nur derjenige nämlich, der zuwenig körpereigene Abwehrkräfte besitzt, wird dauerhaft von solchen Erkrankungen geplagt werden. Aus dieser Erkenntnis heraus resultiert dann auch ein von mir entwickeltes Therapiekonzept, das mittlerweile so ausgereift ist, daß die Erfolgsquote bei der Behandlung von akuten und chronischen Nebenhöhlen- bzw. Ohrenentzündungen heute weit über 90 Prozent beträgt. Das ausführliche Therapiekonzept mit zahlreichen Fallbeispielen finden Sie in meinen Büchern *„Endlich wieder frei durchatmen – Erfolgstherapien der Naturheilkunde bei chronischen Entzündungen der Nebenhöhlen, Ohren und Bronchien"* (in Vorbereitung) und *„Schluß mit Erkäl-*

tungen" (ProVital-Versand, Seibersbach). Hier kann ich Ihnen aus Platzgründen nur eine Kurzfassung bieten.

Die Basis dieser Therapie bildet die von Prof. Dr. Manfred von Ardenne entwickelte Sauerstoff-Immun-Stimulation, kombiniert mit der von Prof. Dr. Moser in der Wiener Universitätsklinik entwickelten Tiefenüberwärmung mit Ultrarot-A-Tiefenstrahlen.

Stärkung der Abwehrkraft mit Sauerstoff-Immun-Stimulation (SMT und THX)

Alles dreht sich heute um unsere körpereigene Abwehrkraft. Überall ist die Rede von ihr, denn mittlerweile ist auch dem letzten Zweifler bekannt geworden, daß nur der Mensch gesund sein kann, der über eine intakte körpereigene Abwehrkraft verfügt.

Schon vor Jahren entdeckte der bekannte Wissenschaftler Prof. Dr. Manfred von Ardenne in seinem Dresdner Forschungsinstitut, daß die körpereigene Abwehrkraft ganz wesentlich von zwei Faktoren abhängig ist: zum einen von einem ausreichenden Sauerstoffdruck im Blut und im Körpergewebe und zum anderen von einer intakt funktionierenden Thymusdrüse. In langjährigen Forschungsreihen fanden Prof. von Ardenne und sein Team heraus, daß ein schwaches Abwehrsystem wieder regeneriert und normalisiert werden kann, wenn einerseits der Sauerstoffdruck des Menschen normalisiert und andererseits die Leistungsfähigkeit der Thymusdrüse aktiviert wird. Professor von Ardenne nannte diese Therapiekombination dementsprechend „Sauerstoff-Immun-Stimulation".

Er stellte außerdem fest, daß es mit dieser Therapiekombination möglich ist, den Alterungsprozeß deutlich zu verlangsamen und dafür zu sorgen, daß die meisten Altersbeschwerden gar nicht erst auftreten.

Die Wirkung dieser Behandlung ist nämlich sehr vielschichtig. Sie sorgt nicht nur dafür, daß die körperliche und geistige Leistungsfähigkeit verbessert wird, sondern sie mindert auch die Folgen von dauerhaftem und ungesundem Streß, sie schützt nachhaltig vor einem Herzinfarkt oder einem Gehirnschlag, stärkt die Seh- und Hörkraft, verringert die Stärke und Häufigkeit von Migräneanfällen oder Kopfschmerzen, verbessert die Versorgung rheumaerkrankter Gelenke und wirkt damit auch schmerzlindernd. Sie trägt aber auch ganz wesentlich dazu bei, den Alterungsprozeß zu verlangsamen und wirkt wie ein „Jungbrunnen".

Besonders wirksam ist die SMT natürlich bei allen Erkrankungen der Atemwege. Der eingeatmete Sauerstoff erreicht hier direkt die erkrankten Schleimhäute, verbessert deren Widerstandsfähigkeit und Durchblutung und sorgt so dafür, daß die dort befindlichen Entzündungen schnell abheilen können.

Wesentlich verbessert werden kann die Sauerstoff-Mehrschritt-Therapie noch durch den Einsatz von Thymus-Frisch-Extrakt (THX). Dies dient sowohl zur Stärkung der körpereigenen Abwehrkräfte als auch zur Erhaltung der Lebenskraft. Während nämlich der Sauerstoff dafür sorgt, daß alle Organe unseres Körpers ausreichend mit „Brennstoff" beliefert werden und die Regeneration unserer Körperzellen gewährleistet wird, sorgt der Thymus-Frisch-Extrakt dafür, daß in der Thymusdrüse wieder ausreichend „T-Lymphozyten" (Thymus-Lymphozyten) gebildet werden, die als die wichtigsten Abwehrsoldaten unseres Körpers gelten. Vollgetankt mit dem Brennstoff Sauerstoff, können sie sich in die Schlacht werfen und alle Eindringlinge wie Bakterien, Viren und dergleichen angreifen und vernichten.

Die Wirkung dieser Kombinationstherapie aus Sauerstoff-Mehrschritt-Therapie und Thymus-Frisch-Extrakt ist so stark, daß selbst chronische Entzündungen wie zum Beispiel Bronchitis, Sinusitis, Otitis oder andere Organentzündungen ausgeheilt werden können, ebenso wie Stoffwechselerkrankungen oder eine allgemeine Infektanfälligkeit. Sogar bei so schweren Erkrankungen wie Rheuma oder Krebs hat sich diese Kombinationstherapie immer wieder hervorragend bewährt. Erstaunlich ist, daß damit auch Krankheiten zu behandeln sind, die nicht direkt etwas mit der körpereigenen Abwehrkraft zu tun haben. Dazu zählen etwa Herz-Kreislauf-Erkrankungen, Durchblutungsstörungen der Gefäße und des Herzens, Herzmuskelschwäche, aber auch Abnutzungserscheinungen der Wirbelsäule, der Gelenke usw.

Immer, wenn Sie schnell ermüden oder unter mangelndem Elan leiden, wenn bei Ihnen banale Krankheiten länger andauern als bei anderen Menschen oder wenn vorhandene Wunden schlechter ausheilen als gewöhnlich, besteht der Verdacht auf eine beginnende Abwehrschwäche. Solche Anzeichen sollten Grund genug für Sie sein, den Zustand Ihrer körpereigenen Abwehrkräfte genauer untersuchen zu lassen. Die Sauerstoff-Immun-Stimulation kann dann weitere Schäden verhindern und dafür sorgen, daß vorhandene Störungen schnell wieder beseitigt werden. Ebenso wie Sauerstoff ist nämlich auch Thymus-Extrakt ein wahrer „Jungbrunnen" für den Körper. Verantwortlich dafür ist das in der Thymusdrüse gebildete Thymushormon Thymusin.

Präparate mit Thymus-Extrakt gibt es heute in verschiedener Ausführung. Die wirksamste ist jedoch die Thymus-Behandlung mit Thymus-Spritzen.

Es werden hier verschiedene Präparate angeboten. In Apotheken ist zum Beispiel fertiger Thymus-Extrakt in Ampullen erhältlich. Es hat sich aber gezeigt, daß dieser Thymus-Extrakt nicht die gleiche Wirkung bringt wie der Thymus-Gesamtextrakt, der aus frischem jugendlichem Kalbsthymus hergestellt wird. Nur dieser nach einem speziellen Verfahren hergestellte frische Thymus-Vollextrakt entspricht dem Thymus-Frisch-Extrakt, den der

„Vater" der Thymus-Therapie, der schwedische Forscher Dr. Eli Sandberg, schon vor dreißig Jahren entwickelte und der Wissenschaft vorstellte. Nur dieser Frisch-Extrakt trägt auch die Bezeichnung „Thymus-THX".

Einen solchen Frisch-Extrakt aber kann die Industrie nicht zur Verfügung stellen, so daß die einzelnen Behandler ihre Präparate selbst gewinnen müssen. Dazu aber ist ein speziell ausgerüstetes und damit auch sehr teures Labor notwendig. Die Kosten für den einzelnen Therapeuten, der für seine Patienten den Thymus-Frisch-Extrakt herstellt, wären dabei so hoch, daß sich kaum jemand die Behandlung leisten könnte.

Aus diesem Grund haben sich vor einiger Zeit eine Reihe von Thymus-Therapeuten in einer Gesellschaft zusammengeschlossen und ein Gemeinschaftslabor angemietet, das eines der modernsten in Europa ist und sich auf die Herstellung von Organextrakten schon seit über 30 Jahren spezialisiert hat. Hier nun können die Mitglieder dieser Gesellschaft ihren eigenen Thymus-Frisch-Extrakt herstellen und an ihre Patienten weitergeben.

Dieser Thymus-Frisch-Extrakt wird dabei übrigens unter behördlicher Aufsicht und nach strengen amtlichen Vorschriften gewonnen. Er wird genauso kontrolliert wie jedes andere Arzneimittel. Jede Produktion wird von unabhängigen Kontrollinstituten genauestens untersucht und erst dann von offizieller, staatlicher Stelle zur Behandlung freigegeben, wenn absolute Sterilität und Unbedenklichkeit des Präparates gewährleistet sind. Dies gilt selbstverständlich auch für die so gefürchtete BSE-Erkrankung der Rinder. Um dieses Risiko gänzlich auszuschalten, ist man schon vor geraumer Zeit dazu übergegangen, als Spendertiere nur noch Schweine zu verwenden. Der Extrakt von Schweineorganen hat dabei noch den Vorteil, daß er vom menschlichen Organismus besonders gut aufgenommen wird, da die Gewebestruktur des Schweins der des Menschen von allen Tieren am ähnlichsten ist. Die Haltbarkeit des gewonnenen Thymus-THX-Frisch-Extraktes wird dadurch garantiert, daß die fertig aufgezogenen Spritzen direkt nach der Herstellung in Flüssig-Stickstoff bei minus 160 Grad Celsius schockgefroren werden. Aus diesem Grund kann auch auf Konservierungsmittel verzichtet werden. Die schonende Schockgefrierung sorgt dafür, daß das Präparat langfristig haltbar ist und trotzdem nichts von seiner Wirkung verliert. Erst kurz vor der Behandlung werden die fertigen Spritzen dann durch schnelles Auftauen aus dem „Kälteschlaf" geholt und sofort injiziert. Die ausgezeichnete Verträglichkeit dieser Präparate ermöglicht es, die Behandlung ambulant durchzuführen.

Normalerweise wird ein Behandler innerhalb von *2–5* Wochen seinem Patienten bis zu zwanzig Spritzen in den Gesäßmuskel verabreichen. Die Therapie ist nahezu schmerzlos. Schon nach wenigen Injektionen verspüren die Patienten eine deutliche Besserung ihrer Beschwerden und eine Steigerung des Allgemeinbefindens. Durch Aktivierung der Abwehrkräfte werden dabei zum Beispiel Entzündungen zurückgebildet, so daß auch vorhandene Schmerzen schnell abnehmen können.

Besonders erfreulich an dieser Behandlung ist, daß die Wirkung sehr lange anhält. Gerade bei der Kombination mit der Sauerstoff-Mehrschritt-Therapie ist bei den meisten Patienten eine deutliche Vitalisierung und spürbare Steigerung der körpereigenen Abwehrkraft festzustellen, die mitunter mehrere Monate oder gar Jahre anhält. Die Kombination von Sauerstoff-Mehrschritt-Therapie und Thymus-THX-Frisch-Extrakt als „Sauerstoff-Immun-Stimulation" sorgt nämlich dafür, daß das gesamte Abwehrsystem wieder störungsfrei arbeiten kann und so nicht nur akute Krankheiten wesentlich schneller auskuriert werden, sondern auch neue Krankheiten seltener entstehen und der Alterungsprozeß spürbar verlangsamt wird. Mittlerweile werden in unserem Gemeinschaftslabor auch andere Organextrakte hergestellt, so zum Beispiel aus Herz, Leber, Nieren, Milz, Plazenta, Testes (Hoden), Ovar (Eierstock), Muskeln, Mesenchym (Nabelschnur), Gelenkknorpel, Auge, Ohr, Gehirn, Rückenmark, Haut, Pankreas (Bauchspeicheldrüse), Magen-Darm, Wirbelsäule, Schilddrüse, Embryo-Total und Lunge, so daß ganz gezielt die betreffenden Organe mit diesen Extrakten in ihrer Funktionsfähigkeit unterstützt und regeneriert werden können, wobei sowohl die Entgiftung als auch die körpereigene Abwehrkraft des Organismus gezielt angeregt werden. Mit diesen zusätzlichen Organpräparaten ist es außerdem hervorragend möglich, eine gezielte Vitalisierung des gesamten Körpers zu erreichen und somit dem ersehnten Ziel näher zu kommen, dem Leben mehr Jahre und den Jahren mehr Leben zu schenken.

Gerade bei der Behandlung von akuten Entzündungen bildet der zusätzliche Einsatz von Tiefenwärme (Hyperthermie) noch eine phantastische Ergänzung zur Sauerstoff-Immun-Stimulation. Sie sorgt nämlich dafür, daß die entzündeten Zellen in kürzester Zeit zurückgehen und Platz machen für gesunde Zellen. Dadurch ist nicht nur eine spontane Reduzierung der Entzündung, sondern auch ein schnelles Nachlassen von Schmerzen zu verzeichnen.

Hyperthermie – Superwärme besiegt jede Entzündung

Natürlich sind Entzündungen im Kopfbereich nicht der einzige Anwendungsbereich für die Infrarot-A-Tiefenbestrahlung, auch Hyperthermie genannt. Sie kommt überall dort zum Einsatz, wo eine gezielte Temperaturerhöhung, also eine Art künstliches Fieber, in bestimmten, abgegrenzten Gewebsbereichen erwünscht ist. Schon im Mittelalter wußte man, daß Fieber die Widerstandskräfte des Körpers ankurbelt und temperaturempfindliche Krankheitserreger abtötet. Vor einigen Jahren wurde nun nach langer Forschungsarbeit von Wiener Ärzten die Intrathermie entwickelt, die eine örtliche Überwärmung der behandelten Körperteile auf über 42° C erreicht. Verwendet werden dafür spezielle Infrarot-A-Tiefenstrahlen, die bis in tiefere Gewebsschichten eindringen können, ohne die Oberhaut und den Kreislauf zu schädigen bzw. zu belasten. Die Folge davon ist, daß sich im Körperinneren die Kapillargefäße erweitern und so das kranke Gewebe wieder vermehrt mit Blut und Sauerstoff versorgt werden kann. Bei den dabei erreichten Temperaturen bauen sich nicht nur die entzündeten Zellen ab, sondern auch Krebszellen werden zum Einschmelzen gebracht. Aus diesem Grund ist die Hyperthermie bei allgemeinen organischen Entzündungen wie Magen-, Darm-, Unterleibs-, Nebenhöhlen- oder Bronchial-, Hals- und Brustentzündungen ebensogut einzusetzen wie bei chronischen Schmerzzuständen, Neuralgien, Phantomschmerzen, Gelenkleiden, Knochen- und Gewebsentzündungen, Narbenschmerzen, Blutergüssen, Verrenkungen, Migräne, Nieren- und Blasenleiden, Durchblutungsstörungen und vielem anderen mehr. Wie gesagt: Selbst bei der Krebsvor- und nachsorge, aber auch bei vorhandenen, eventuell inoperablen Krebsgeschwüren kann die Hyperthermie eine segensreiche Hilfe sein. Dabei ist diese Behandlung nicht nur völlig unschädlich, sondern auch sehr angenehm und somit auch für empfindliche Gemüter geeignet. Ihre einfache Handhabung macht es möglich, daß sich jeder zu Hause selbst dieser Behandlung unterziehen kann.

Mittlerweile gibt es nämlich neben den teuren Praxisgeräten auch ein preiswertes Infrarot-A-Bestrahlungsgerät, das sich insbesondere für die private Anwendung zu Hause eignet und sich dort auch schon bestens bewährt hat. Es ist weltweit das einzige derartige Gerät, das den langjährigen Ruf nach therapeutisch tiefenwirksamen Infrarot-Strahlen (IR-A) unter Ausfilterung aller hautbelastenden Strahlenanteile erfüllt. Sie erhalten diesen Spezial-Strahler ab 1157,68 € zzgl. MwSt. direkt beim ProVital-Versand, 55444 Seibersbach.

Homöopathie statt Antibiotika

Immer wieder gerne wird bei bakteriell und virusbedingten entzündlichen Erkrankungen der Ohren, Nasennebenhöhlen oder der Nasenschleimhäute von der Schulmedizin zu Antibiotika gegriffen und so letztlich mit Kanonen auf Spatzen geschossen. Bereits 1984 aber zeigte eine Feldstudie an 178 Patienten, daß die Gabe von Antibiotika in vielen Fällen überflüssig ist und eine Therapie entzündlicher oder eitriger Erkrankungen der Nasennebenhöhlen (Sinusitis) sowie bakterieller oder viraler Entzündungen der Nasenschleimhäute (Rhinitis) auch mit gezielt aufeinander abgestimmten homöopathischen Präparaten erfolgreich durchgeführt werden kann. Dies ist natürlich besonders interessant für die Behandlung von Kindern, die durch eine Antibiotikatherapie schon sehr früh eine Störung der Darmbakterien oder sogar einen Darmpilz bekommen können und damit eine dauerhafte Schwächung ihres Immunsystems in Kauf nehmen müssen.

Wie schon erwähnt, steht die Infektion der oberen Luftwege bei Kindern in 80 Prozent aller Fälle in Verbindung mit einer Nebenhöhlenerkrankung. Das heißt, daß bei Erkrankungen der Nebenhöhlen oder bei Entzündung der Nasenschleimhaut in den meisten Fällen auch eine Entzündung der Bronchialschleimhaut, also eine Bronchitis, hinzukommt. Auch hier – und das möchte ich unbedingt ergänzend erwähnen – gibt es sanfte Methoden, dieser Erkrankung Herr zu werden, ohne Antibiotika oder andere, nebenwirkungsreiche schulmedizinische Chemiepräparate einzusetzen. Eine Praxisstudie zeigte nämlich im Doppelblindversuch bei 80 Kindern mit Atemwegserkrankungen, daß homöopathische Komplexmittel den Vergleich mit chemischen Präparaten, wie zum Beispiel Bromhexinhydrochlorid, standhalten können, wobei homöopathische Komplexmittel sogar noch früher zu einer Besserung führen. Die Studie, die in der Zeitschrift „Der Allgemeinarzt" 9/1996 veröffentlicht wurde, hat also bewiesen, daß ein homöopathisches Komplexmittel mindestens ebensogut bei der Behandlung von akuten Atemwegsinfektionen – besonders bei Kindern – eingesetzt werden kann wie ein anerkanntes und eingeführtes chemisches Mittel. Das homöopathische Mittel, das unter anderem so wirksame Inhaltsstoffe wie Echinacea, Sonnentau (Drosera), Brechwurz (Ipecacuanha) und krauser Ampfer (Rumex) enthält, aktiviert nach den bisherigen Erkenntnissen ganz gezielt das körpereigene, unspezifische Abwehrsystem, hat krampflösende und hustenstillende Eigenschaften, wirkt beruhigend auf die Bronchialschleimhäute ein und erweitert zudem die Bronchien, was die Atmung und Sekretlösung erleichtert. Einmal mehr zeigt sich hier also, daß die Homöopathie sich durchaus mit den Chemiepräparaten messen kann und dabei noch ohne deren Nebenwirkungen auskommt.

Natürlich lassen sich damit nicht nur Kinder behandeln. Auch bei Erwachsenen – insbesondere, wenn sie schon seit vielen Jahren – also chronisch – unter Entzündungen der Nebenhöhlen und Bronchien zu leiden haben – kann die Homöopathie in Kombination mit den vorher genannten Naturheilmethoden auch dann noch Hilfe bringen, wenn alle schulmedizinischen Therapieversuche versagt haben. Zahlreiche Fälle aus meiner Praxis bestätigen, daß selbst eine über 20 Jahre bestehende Sinu-Bronchitis, also eine entzündliche Erkrankung der Bronchien und Nasennebenhöhlen, die zu schwersten Atem-Beschwerden geführt hat und weder durch Antibiotika, Kortison oder andere schulmedizinische Chemie-Präparate beherrschbar war, schon nach 10–20 Kombinationsbehandlungen mit naturmedizinischen Heilmethoden deutlich gebessert oder auskuriert werden konnte.

Maria K. war eine von vielen, die dies am eigenen Leib erfahren durfte. Die 39 Jahre alte Frau, Sachbearbeiterin bei einer großen Firma in Mainz, litt seit nunmehr über 20 Jahren an einer chronischen Verstopfung und Entzündung der Nasennebenhöhlen mit gleichzeitigem starken Husten und asthmaähnlicher Atemnot. Die schulmedizinische Diagnose aufgrund zahlreicher Untersuchungen war immer die gleiche: chronische Sinu-Bronchitis mit Bronchial-Asthma. Nur mit häufigen Antibiotika-Gaben, kortisonhaltigem Atemspray und schleimhautabschwellenden Nasentropfen konnte Maria K. ihre Beschwerden so weit reduzieren, daß sie einigermaßen erträglich waren. Doch die starken Atembeschwerden und anfallartigen Hustenattacken kamen immer wieder und ließen sich durch keine Therapie nachhaltig beeinflussen.

„Es begann alles mit einer harmlosen Erkältung", erzählte mir Frau K., als sie in meiner Praxis war. „Damals hatte ich gerade angefangen zu arbeiten, war also noch neu in der Firma. Ich hatte schon viel Streß im Job und mußte häufig Überstunden machen. Natürlich habe ich mich nicht getraut, im Bett zu bleiben, sondern schluckte statt dessen starke Arzneimittel und ging tapfer weiter zur Arbeit. Das war natürlich ein Fehler."

Der Schnupfen entwickelte sich schnell zu einer chronischen Nasen-Nebenhöhlen-Entzündung (Sinusitis) mit schwerer Bronchitis, die ihr Arzt nur mit Antibiotika und Kortison in den Griff bekam. Doch die verstopfte Nase blieb. Schon bald stellte sich zusätzlich ein schmerzhaftes Druckgefühl im Bereich der Stirn und um die Augen herum ein, die typischen Symptome einer chronischen Sinusitis.

Schleimlösende Medikamente und neue Antibiotika halfen zwar, den stechenden Schmerz zu lindern, doch der dumpfe Druck quälte sie immer noch. Auch die Atembeschwerden aufgrund der Bronchitis und der geschwollenen Nasenschleimhäute machten ihr schwer zu schaffen. Maria K. pilgerte von Arzt zu Arzt, doch keiner konnte ihr wirklich helfen. Schließlich empfahl man ihr sogar, eine Operation der Nasennebenhöhlen durchzuführen, um so einen künstlichen Abfluß für den sich ständig bildenden Eiter zu schaffen. Alles das aber wollte Maria K. doch nicht riskieren. Als schließlich nichts mehr half, entschloß sie sich, es mit Naturheilverfahren zu versuchen und in meine Praxis zu kommen. Sie sollte es nicht bereuen.

Ich empfahl ihr die von mir entwickelte und schon vielfach bewährte Kombinationstherapie aus homöopathischen Mitteln, die direkt im Bereich der Nebenhöhlen und Bronchien unter die Haut injiziert werden, zusätzlich Injektionen mit Thymus-Frisch-Extrakt, die Sauerstoff-Mehrschritt-Therapie und die Tiefenüberwärmung mit wassergefilterten Infrarot-A-Strahlen auf dem Bereich der Nebenhöhlen und der Bronchien.

Schon nach 10 Behandlungen ging es Maria K. wesentlich besser, sie konnte freier durchatmen und ihr Husten hatte deutlich nachgelassen. Nach weiteren 10 Behandlungen konnte ich sie als geheilt entlassen. Zur häuslichen Weiterbehandlung erhielt sie lediglich noch homöopathische Tropfen und Dragees aus proteolytischen Enzymen zum Einnehmen. Diese Mittel nimmt sie heute noch und ist bis jetzt beschwerdefrei geblieben.

Bewährte Methoden zur Vorbeugung und Selbstheilung

- Ohrenschmerzen durch Ohrenentzündung lassen sich immer gut mit Wärme behandeln. Zum einen sollten Sie natürlich die schon beschriebene Infrarot-A-Tiefenbestrahlung (Hyperthermie) (s. dort) durchführen, zum anderen können Sie sich aber auch weiterhelfen, indem Sie eine Wärmflasche oder ein Heizkissen auf das betroffene Ohr legen. Auch eine Wollmütze, die Sie sich über die Ohren ziehen, oder einen Wollschal, den Sie sich um den Kopf binden, hilft, die Ohrenschmerzen zu lindern.
- Schmerzlindernd wirkt auch die homöopathische Tinktur aus Allium Cepa, die aus der frischen Zwiebel hergestellt wird. In der homöopathischen Potenz von D2 bis D6 hat sie sich auch bei Ohrenschmerzen hervorragend bewährt. Abwechselnd können Sie sie auch mit der homöopathischen Zubereitung der Küchenschelle (Pulsatilla) einnehmen.
- Wirkungsvoll zur Steigerung der körpereigenen Abwehrkräfte und damit auch zur Behandlung von Ohren- und Nebenhöhlenerkrankungen ist auch der Extrakt von Eleutheroccus, der sogenannten Taigawurzel, der in verschiedenen Präparaten enthalten ist.
- Wer mit Schmerzen in den Nebenhöhlen zu tun hat, sollte es mit Kopfdampfbädern mit einem Zusatz von Kamille, Heublumen oder Latschenkiefer versuchen.
- Hilfreich ist es auch, die Nase stündlich mit lauwarmem Kamillentee oder auch Zinnkrauttee zu spülen. Dabei wird der Tee aus der hohlen Hand in die Nasenlöcher aufgezogen.
- Sehr hilfreich ist auch Knoblauch. So hat es sich

schon oft bewährt, bei Schmerzen in den Nebenhöhlen und auch bei Schnupfen eine Knoblauchzehe in ein Nasenloch zu stecken und dort einige Zeit zu belassen. Sind die Nasenschleimhäute ausgetrocknet und entzündet, ist es besser, sie mit Knoblauch zu betupfen.

- Trinken Sie außerdem viel Zitronensaft mit Honig und nehmen Sie zusätzlich noch Vitaminpräparate ein. Das stärkt die Abwehrkräfte und lindert Entzündungen an den Schleimhäuten.

Hals- und Rachenschmerzen

Wie schmerzhaft eine Entzündung des Halses und der Rachenmandeln sein kann, hat jeder wohl mehrfach schon an sich selbst erfahren müssen. Schließlich zählt eine Mandelentzündung – auch Angina tonsillaris genannt – zu den am häufigsten auftretenden bakteriellen Infektionen. Schuld daran sind Streptokokken, eine bestimmte Art von Bakterien, die bekannt dafür sind, daß sie über die Blut- und Lymphwege in den ganzen Körper ausgeschwemmt werden – und neben den Mandelentzündungen noch eine ganze Reihe anderer Krankheiten verursachen können. Mit einer Mandelentzündung ist also nicht zu spaßen. Schwere Herz- und Gelenkerkrankungen können ebenso zu den Spätfolgen einer Mandelentzündung gehören wie die akute und chronische Polyarthritis – also eine Entzündung mehrerer Gelenke –, eine chronische Nierenentzündung, Ohrenentzündungen usw. Außerdem kommt es durch die im Körper „herumvagabundierenden" Streptokokken auch noch zu einer ständigen Selbstvergiftung des Organismus und damit zu einem deutlichen Leistungsabfall. Die Folge davon ist ein dauerhaftes Krankheits- und Schwächegefühl.

Seien Sie also wachsam, wenn es im Hals schmerzt und lassen Sie sich gleich gründlich untersuchen und naturheilkundlich behandeln. Verzichten Sie unbedingt auf Antibiotika oder Sulfonamide, und lehnen Sie vorerst auch den Vorschlag vieler Schulmediziner ab, die Mandeln herauszuoperieren. Beides ist nämlich fast immer übertrieben und durchaus nicht notwendig. Hier wird wie so oft mit Kanonen auf Spatzen geschossen. Denn so gefährlich die Mandelentzündung auch sein mag, so gut läßt sie sich mit naturheilkundlichen Methoden behandeln und auskurieren.

Homöopathische und pflanzliche Heilmittel gegen chronische Hals- und Rachenschmerzen

Wie so viele Erkrankungen lassen sich auch Hals- und Rachenschmerzen hervorragend mit homöopathischen oder pflanzlichen Präparaten behandeln. Bei der Behandlung von chronischen Hals- und Rachenschmerzen haben sich insbesondere abwehrsteigernde Homöopathika wie *Echinacea* (schmalblättrige Kegelblume) bewährt.

Ein ganz spezielles Mittel bei entzündeten Mandeln ist *Mercurius bijodatus* (Quecksilberjodit), das sich als homöopathisches Mittel bei allen Anginen im akuten oder chronischen Stadium bewährt hat, wenn die regionären Lymphdrüsen stark geschwollen sind. Außerdem hilft es bei Mittelohrentzündungen, Entzündungen der Mundschleimhaut, der Nasennebenhöhlen und verhindert ein Übergreifen der Erkrankung auf die Ohren.

Bei eitrigen Mandelentzündungen empfiehlt sich das homöopathische Mittel *Myristica sebifera*, der Baumrindensaft eines brasilianischen Baumes. *Myristica* wird in der Homöopathie als das „homöopathische Messer" bezeichnet, mit dem vor allem eitrige Abszesse eingeschmolzen und auskuriert werden können.

Natürlich ist es auch bei einer Hals-, Rachen- oder Mandelentzündung ratsam, die Therapie nicht nur auf „einem Bein" stehenzulassen. Ergänzend zur Homöopathie empfehlen sich außerdem hochdosierte proteolytische Enzyme wie *Wobenzym*-Dragees und die Neuraltherapie.

Enzyme und Neuraltherapie gegen Halsentzündung und kranke Mandeln

Die Wirkung der Neuraltherapie habe ich bereits beim Thema Kopfschmerzen ausführlich beschrieben. Bei der Behandlung von Hals- oder Mandelentzündungen wird die Neuraltherapie weniger zur Beseitigung von Störfeldern eingesetzt als vielmehr zur direkten Therapie der vorhandenen Schmerzen. Insbesondere kommt sie bei der Mandelentzündung in Frage. Hier werden neuraltherapeutische Injektionen mit *Procain* an den oberen und unteren Mandelpol gegeben. Dadurch geht die Entzündung zurück, und die Schmerzen lassen spontan nach. Eine mehrfache Wiederholung dieser Behandlung kann auch bei chronischen und eventuell sogar eitrigen Mandelentzündungen ein völliges Ausheilen der Krankheit bringen. In jedem Falle aber ist es ratsam, die Neuraltherapie hier noch mit hochdosierten Enzymen zu unterstützen.

Insbesondere sind hier die proteolytischen, also eiweißauflösenden, Enzyme wichtig. Sie haben, wie ihr Name schon andeutet, die Fähigkeit, Eiweißstoffe, und damit auch Körperzellen, zum Auflösen zu bringen. Dies funktioniert jedoch nur bei kranken Körperzellen, da gesunde Zellen gegen diesen Vorgang weitestgehend immun sind. Die Folge davon ist, daß nur kranke Zellen verwundbar sind und vernichtet werden können. Das gilt für unkontrolliert wuchernde Krebszellen ebenso wie für entzündete, zum Beispiel von Rheuma befallene Gelenkzellen oder entzündete Zellen der Mund- und Rachenschleimhaut.

Selbstverständlich läßt sich auch bei der Entzündung von Hals, Rachen und Mandeln die Tiefenüberwärmung mit der Infrarot-A-Tiefenbestrahlung erfolgreich durchführen.

Bewährte Methoden zur Vorbeugung und Selbstheilung

- Da Hals- und Rachenschmerzen in der Regel Begleiterscheinungen einer allgemeinen Erkältung sind, muß eine vernünftige Vorbeugung damit beginnen, Erkältungskrankheiten generell zu vermeiden. Erster Schritt dazu ist vor allen Dingen eine gesunde Lebensweise. Dazu gehört zuallererst eine vernünftige Ernährung mit einer vitalstoffreichen Vollwertkost mit großem Frischkostanteil. Viele Beispiele dafür finden Sie auch in meinen Büchern „Schluß mit Erkältungen" und „Endlich wieder frei durchatmen".
- Nicht vergessen werden darf eine witterungsangepaßte Kleidung.
- Wichtig ist auch die Wahl des richtigen Schuhwerks. Kalte oder nasse Füße begünstigen jede Erkältung.
- Bei Wind und Regen sollten Sie eine Kopfbedeckung nicht vergessen und möglichst auch einen Schal umbinden. So sind die empfindlichen Schleimhäute des Kopf- und Halsbereichs besser geschützt.
- Grundvoraussetzung für eine erkältungsfreie Zeit ist natürlich auch eine starke körpereigene Abwehrkraft. Regelmäßiges Trockenbürsten mit anschließenden heiß-kalten Wechselduschen, Taulaufen im morgendlichen Gras oder Wassertreten in der Badewanne helfen Ihnen hier ebenso wie regelmäßige Saunabesuche, Kneippsche Anwendungen oder sportliche Betätigung.
- Wenn Sie zu denen gehören, die schon ein Luftzug umbläst, dann sollten Sie selbstverständlich auch Ihr Abwehrsystem hin und wieder mit Sauerstoff-Mehrschritt-Therapie und einer Thymus-Frisch-Extrakt-Kur auf Vordermann bringen.

- Betreiben Sie vorbeugend auch eine regelmäßige Mundhygiene. Betupfen Sie Mund- und Rachenschleimhaut zwei- bis dreimal täglich mit Myrrhentinktur und/oder Pfefferminzöl oder benutzen Sie diese Tropfen zum Gurgeln. Das desinfiziert und beugt Entzündungen vor.
- Lutschen Sie Eisstückchen. Die Kälte der Eiswürfel mindert die Aktivität der Entzündung und läßt daher die Erkrankung allmählich zurückgehen.
- Bei allen Entzündungen im Mund- und Rachenraum empfiehlt es sich außerdem, eine Knoblauchzehe zwischen Zahnfleisch und Lippen zu stecken und dort ein bis zwei Stunden liegenzulassen. Die desinfizierenden und abwehrsteigernden Wirkstoffe des Knoblauchs werden auf diese Weise von der Mundschleimhaut aufgenommen und helfen so, die Entzündung zu bekämpfen.
- Schon lange weiß man, daß Honig eine sehr stark desinfizierende und abwehrsteigernde Wirkung hat. Was also liegt näher, als die Wirkung des Honigs mit dem des Knoblauchs zu kombinieren? Zum Abheilen der Hals- und Rachenschleimhäute hat sich deshalb auch ein Trank aus warmer Milch, Honig und Knoblauchzehen bestens bewährt. Das Rezept: Elf kleingeschnittene Knoblauchzehen mit einem Liter nicht pasteurisierter Milch weichkochen, durchsieben, abkühlen lassen und dann mit Honig abschmecken. Von dieser Lösung dann alle Stunde einen Teelöffel voll einnehmen.
- Achten Sie bei allen Entzündungen im Hals-Nasen-Rachenraum auf ausreichende Vitaminzufuhr. Nehmen Sie täglich wenigstens vier Gramm Vitamin C (Ascorbinsäure) zu sich. Vitamin C stärkt die Abwehrkräfte und hilft, den Körper zu entgiften. Unterstützend wirken außerdem noch Vitamin A und Vitamin E zur Kräftigung der Schleimhäute.

Herzschmerz

Herz- und Kreislaufstörungen sind der Killer Nr. 1 unserer heutigen Wohlstandsgesellschaft. Mit einhunderttausend Opfern steht der Herzinfarkt ganz oben auf der Liste der Todesursachen. Woran das liegt, ist weitgehend bekannt, doch kaum jemand kümmert sich darum. Es wird weitergeschlemmt, das wertlose Fast-food erobert mit wehenden Fahnen nun auch die neuen Bundesländer und Osteuropa, ja sogar China. Der Alkoholkonsum steigt ständig und der Zigarettenverbrauch – der einige Zeit deutlich zurückgegangen war – erreicht jetzt wieder neue Rekorde.

Zu fettes und zu reichhaltiges Essen führt zwangsläufig zu einer Erhöhung des Cholesterinspiegels im Blut und zur Arterienverkalkung. Streß, Nikotin und Alkohol tun dann ein übriges, um die sowieso schon verkalkten Adern zusätzlich zu verengen. Die Folge ist, daß noch weniger Blut das Gewebe erreichen kann – und damit noch weniger Sauerstoff. Schon sind die besten Voraussetzungen für einen Herzinfarkt gegeben, denn durch Sauerstoffmangel krampft sich der Herzmuskel zusammen. Dadurch wird der Blutfluß noch mehr beeinträchtigt und irgendwann ganz unterbrochen. Plötzlich sind einige Bereiche des Herzens vom Sauerstoff abgeschnitten und sterben ab. Der Herzinfarkt ist da!

Glücklicherweise wird nicht jeder Schmerz, der in der Gegend des Herzens auftritt, auch tatsächlich vom Herzen ausgelöst.

Oftmals sind es nur verklemmte Blähungen, verrutschte Wirbel an der Wirbelsäule, zu starke nervliche Belastungen oder einfach nur Muskelverspannungen, die schuld an den Schmerzen in der Brust sind. Doch das sollte niemanden zur Leichtfertigkeit verführen. Besonders

Risikopatienten sollten wachsam sein. Und Risikopatienten sind all diejenigen, die sich wenig bewegen, viel Streß haben, rauchen, Alkohol trinken, übermäßig und fett essen, und so ständig dafür sorgen, daß der astronomisch hohe Cholesterinspiegel im Blut aus dem dünnflüssigen Lebenssaft einen dickflüssigen Kleister macht. Hier einige Tips, damit das nicht passiert.

Blutwäsche, Knoblauch und Magnesium – so halten Sie Ihr Cholesterin in Schach

Magnesium

Wichtig für das normale Funktionieren des Herzmuskels ist nicht nur eine ausreichende Sauerstoffversorgung, sondern auch eine genügende Zufuhr von Mineralien und Spurenelementen, mit denen sich die Körperzellen gegen schädliche Einflüsse zur Wehr setzen können. Eine wichtige Rolle bei der Versorgung des Herzmuskels spielt dabei das Magnesium. Es hat unter anderem die Aufgabe, die Blutgerinnung zu regulieren. So sorgt es dafür, daß der für das Herz lebensnotwendige Sauerstoff besser transportiert werden kann. Durch ausreichende Gaben von Magnesium wird erreicht, daß das Blut zügiger fließt und es nicht so schnell zu Ablagerungen in den Blutgefäßen kommt. Ein ausreichender Magnesiumgehalt des Blutes schützt damit auch die Herzzellen vor einem Infarkt.

Knoblauch

Knoblauch gilt schon seit alters her als Universalheilmittel.

Inzwischen ist bekannt, daß die Wirkung des Knoblauchs auf einer Vielzahl von wissenschaftlich nachweisbaren Inhaltsstoffen beruht. Tatsächlich wird Knoblauch in seiner Heilwirkung kaum von einer anderen Heilpflanze überboten. So hilft die Knolle nicht nur aufgrund ihrer antibakteriellen Eigenschaft bei Infektionen und Entzündungen, sondern bei fast allen Alterserscheinungen. Ihre Wirkstoffe halten nämlich die Adern frei, senken den Cholesterinspiegel des Blutes, machen das Blut flüssiger, beugen dem hohen Blutdruck vor und schützen so vor Herz- und Kreislauferkrankungen, Arterienverkalkung und Herzinfarkt.

Die „große Blutwäsche" mit Ozon-Sauerstoff

Eingeatmetes Ozon ist schädlich, denn Ozon-Gas ist hochgiftig. Giftig ist es aber nur für unsere Lungen, da es dort eine ätzende Wirkung entfalten kann. Gelangt das Ozon jedoch über eine Injektion oder Infusion direkt in die Blutbahn, ist es absolut ungiftig, da es in Sauerstoff zerfällt und mit dem Blut oxydiert. Bei der „großen Blutwäsche" geschieht dieser Prozeß außerhalb des Körpers in einer Flasche. Dazu wird dem Patienten mit einer Kanüle aus der Armvene 100 bis 200 ccm Blut abgezapft, das über einen Schlauch in eine sterile Spezialflasche läuft. Dieses Blut wird dann mit einer genau dosierten Menge eines Ozon-Sauerstoff-Gemisches angereichert und vorsichtig durchgeschüttelt. Dabei findet der beschriebene Oxidationsprozeß statt, bei dem das Ozon in Sauerstoff zerfällt und sich mit dem Blut verbindet. Das dunkle Venenblut verfärbt sich in Folge dieses Prozesses hellrot, so daß es aussieht wie frisches, arterielles Blut. Dieses nun mit Ozon-Sauerstoff angereicherte Blut wird dann wieder als Infusion über dieselbe Kanüle, Tropfen für Tropfen, langsam in die Armvene zurückgeleitet. Die Behandlung dauert nur wenige Minuten und wird in der Regel zweimal wöchentlich durchgeführt. Die Erfahrung hat gezeigt, daß sich mit dieser Behandlung die Cholesterinwerte im Blut deutlich senken lassen, daß eine geschädigte Leber sich wieder regeneriert, ein schwaches Herz wieder kräftiger wird und ganz allgemein der Zustand des Patienten sich zum Positiven verändert.

Aderlaß und Enzyme verdünnen das Blut

Der Aderlaß

Wie wichtig die Blutverdünnung ist, wußte man schon im Mittelalter, und so stellte der Aderlaß bei den Badern eine alltägliche Behandlungsmethode dar. Auch heute geht man davon aus, daß durch den Verlust kranken Blutes dem Körper eine Vielzahl von angesammelten Giftstoffen entzogen werden kann und er gezwungen wird, neues Blut zu bilden. Da das neue Blut noch unverbraucht und wesentlich dünnflüssiger ist als das alte, kann es auch die feinen Äderchen in den äußeren Bereichen des Körpers durchströmen und mit lebensnotwendigem Sauerstoff und Nährstoffen versorgen.

Durch den Blutverlust wird auch der Blutdruck gesenkt, so daß das Herz in seiner Arbeit deutlich entlastet werden kann.

Entlastet aber wird auch der Kreislauf, weil der Blutverlust aus den Adern auch dafür sorgt, daß Flüssigkeit aus dem Gewebe in die Adern nachströmt. So lösen sich schließlich auch Schwellungen und Gewebestauungen auf, der Blutandrang zum Kopf, der nicht selten für Kopfschmerzen verantwortlich ist, kann dadurch deutlich gebessert werden, und durch die Entlastung des Herzens verschwinden Herzschmerzen und Druck auf der Brust.

Und wieder helfen Enzyme

Nach dem Aderlaß muß natürlich dafür gesorgt werden, daß das neugebildete Blut dünnflüssig bleibt. Und hier helfen wiederum die proteolytischen Enzyme. Man kann mit ihrer Hilfe nicht nur entzündete Zellen zum Abheilen bringen, sondern es ist mit ihnen auch möglich, das Blut zu verdünnen.

Proteolytische Enzyme lösen nämlich Blutgerinnsel und Ablagerungen in den Blutgefäßen auf, außerdem verhindern sie deren Neubildung. Durch Verabreichung von proteolytischen Enzymen nach einem großen Aderlaß wird also kontinuierlich dafür gesorgt, daß das neugebildete Blut dünnflüssig bleibt und so alle Organe – insbesondere das Herz – vermehrt mit Sauerstoff und anderen Nährstoffen versorgen kann. Damit ist eine ganz wesentliche Voraussetzung zur Vermeidung von Schmerz bzw. zu seiner Beseitigung gegeben. Und das ohne gefährliche Nebenwirkungen!

Herzbeklemmungen – Schiele-Kreislaufbäder und Sauerstoff-Mehrschritt-Therapie verbessern Blutfluß und Sauerstoffversorgung und vertreiben die Herzbeklemmungen

„Es gibt keinen besseren Schutz gegen Herzinfarkt als die Sauerstoff-Mehrschritt-Therapie", erklärte mir Prof. Dr. Manfred von Ardenne, der „Erfinder" dieser Behandlungsmethode, bei meinem Besuch in seinem Dresdner Institut. Die Wirkungsweise der Sauerstoff-Mehrschritt-Therapie habe ich Ihnen im Kapitel über die Sauerstoff-Immun-Stimulation schon ausführlich vorgestellt (siehe dort). Doch die Sauerstoff-Mehrschritt-Therapie (SMT) hat nicht nur eine deutliche Wirkung auf die Verbesserung des Immunsystems, sondern sorgt durch eine Anreicherung des Sauerstoff-Partialdrucks im Gewebe auch für einen kräftigen Energiestoß in unser Lebenszentrum, nämlich ins Herz. Wie wichtig das ist, zeigt sich alle Jahre wieder, wenn in zahlreichen Großstädten unserer Erde Smogalarm gegeben wird. Doch niemand braucht heute mehr von Dunst und Smog überrascht zu werden. Jedem ist die Möglichkeit gegeben, durch eine einfache und schmerzlose Messung des Sauerstoffdrucks feststellen zu lassen, ob er bei Smogalarm und ungünstigen Witterungsbedingungen gesundheitsgefährdet ist. Wer nun zuwenig Sauerstoff im Blut oder im Gewebe hat – und das heißt natürlich immer auch zuwenig Sauerstoff im Herzmuskel –, der sollte unbedingt dafür sorgen, daß er den Sauerstoffdruck in seinem Körper schnellstens verbessert, um einem Herzinfarkt oder Herzbeklemmungen wirkungsvoll vorzubeugen.

Doch auch dann, wenn die Herzbeschwerden bereits da sind, läßt sich mit der Sauerstoff-Mehrschritt-Therapie eine schnelle Beseitigung der Beschwerden erreichen. Der „Schnellschrittprozeß", bei dem der Patient während des Sauerstoffeinatmens auf einem Ergometer-Fahrrad fährt, ist hier jedoch unangebracht. Besser ist es in solchen Fällen, parallel zur Sauerstoff-Inhalation ein „passives Kreislauftraining" zu betreiben. Und dafür gibt es kaum eine bessere Methode als die ansteigenden Kreislauf-Fußbäder nach Schiele.

Nervliche Entspannung und Kreislaufaktivierung mit den „Schiele-Bädern"

Gerade mit den ansteigenden Kreislauf-Fußbädern nach Schiele ist es nämlich möglich, bei der Sauerstoff-Mehrschritt-Therapie einen doppelten Effekt zu erreichen: die Verbesserung des Sauerstoffdrucks im Organismus bei gleichzeitiger Aktivierung des Kreislaufs ohne Belastung des Herzmuskels. Allein die passive Erwärmung der Füße sorgt nämlich dafür, daß Blut- und Lymphfluß um das Vierfache beschleunigt werden, wodurch dann natürlich auch die Sauerstoffaufnahmefähigkeit des Körpers deutlich zunimmt und der Sauerstoff gleichzeitig besser im Körper verteilt werden kann. Diese Behandlung ist nicht nur sehr einfach, sondern auch außerordentlich angenehm. Hauptbestandteil dieser Therapie ist nämlich das Baden der Füße in einer speziellen Fußbadewanne. Man beginnt dabei mit einer Wassertemperatur von 35 Grad Celsius und steigert diese allmählich bis auf 45 Grad Celsius.

Natürlich ist es möglich, zur Durchführung dieser Behandlung einen ganz einfachen Plastik- oder Holzeimer zu verwenden und durch Zugießen von heißem Wasser die Badetemperatur ganz allmählich bis auf 45 Grad Celsius zu steigern. Diese Form der Therapie aber ermöglicht nicht das gleichmäßige Ansteigen der Wassertemperatur und damit den stets gleichmäßigen Reiz auf die Füße. Da Sie dabei ja das Wasser von oben zugießen, erreicht die Wärme die Fußsohlen nur indirekt. Gerade aber an den Fußsohlen sind sehr wichtige Reflexzonen zu finden, deren Stimulierung ständig heilende Reize auf den gesamten Organismus ausübt. Anders ist es bei der Original-Schiele-Fußwanne (ProVital-Versand, 55444 Seibersbach), bei der die Füße auf einem Holzrost stehen und die Wassertemperatur vom Boden der Wanne durch elektrische Heizdrähte kontinuierlich gesteigert wird. So ist gewährleistet, daß die Wärme direkt auf die Reflexzonen der Füße einwirkt und dadurch der Wärmereiz über die Reflexbahnen den ganzen Körper erreichen kann. Zusätzlich werden die Füße vor der Behandlung noch mit speziell auf die Krankheit abgestimmten ätherischen Ölen eingerieben und das Wasser in der Wanne mit Pflanzen- oder Organextrakten angereichert. Hier wird also die Aromatherapie mit der Bädertherapie und der Wärmetherapie kombiniert. Nur so ist auch die umfassende Wirkung der Kreislauf-Fußbäder nach Schiele zu erklären: Sie wirken nämlich auf den gesamten Organismus ein.

Zunächst wird durch das Aufwärmen der Füße über einen reflektorischen Reiz das im Körperinneren – also in den Organen – gestaute Blut wieder zum Fließen gebracht und zuerst in die Füße und dann in die feinsten Gefäße der Körperoberfläche abgeleitet. Da so die Blutstauungen im Körperinneren, also zum Beispiel im Herzen, in der Leber, der Milz und der Aorta (Hauptschlagader), aufgelöst werden, tritt eine deutliche Entlastung dieser Organe, vor allen Dingen aber des Herzens ein. Das bedeutet aber auch, daß mit jedem Schlag nun noch mehr verbrauchtes Blut wieder zum Herzen gelangen kann, dort mit Sauerstoff aufgeladen und in den Kreislauf zurückgepumpt wird. Dabei wirkt diese Therapie nicht nur auf die Organe. Durch das Verwenden spezieller ätherischer Öle, aber auch durch die Wärmeeinwirkung auf die Fußreflexzonen stellt sich eine deutliche Entspannung beim Patienten ein. Nervöse Verkrampfungen lockern sich, die Atmung wird tiefer und ruhiger, und die wohlige Wärmewelle, die den ganzen Körper durchflutet, schwemmt vorhandene Streßbelastungen davon und sorgt für ein harmonisches Miteinander von Körper, Geist und Seele. Kein Wunder also, daß durch die kombinierte Behandlung von Sauerstoff und ansteigenden Kreislauf-Fußbädern ein schnelles Nachlassen von Herzbeklemmungen, Herzschmerzen, Herzstichen, Druck auf der Brust sowie Herz- oder Atemstörungen durch Blutstauungen erreicht werden kann. Selbstverständlich – und darauf sei noch einmal hingewiesen – läßt sich diese Behandlung auch zur Vorbeugung gegen solche Beschwerden einsetzen. Sauerstoff und passives Kreislauftraining mit den Schiele-Bädern ist die ideale Kombinationsmethode zum Schutz des Herzens und zur Erhaltung der Vitalität für alle die, die ein aktives Herz-Kreislauf-Training nicht mehr durchführen wollen oder durchführen können.

Herzschmerz durch Roemheld

Wenn es Beschwerden in der Brust oder am Herzen gibt, ist durchaus nicht immer das Herz schuld. Ein sehr häufig vorkommendes Beschwerdebild ist der Herzschmerz, der nach dem Essen auftritt. Er wird nach dem Internisten L. Roemheld (1871–1938) als „Roemheldscher Symptomenkomplex" bezeichnet: Das Beschwerdebild dieser Krankheit ist sehr vielfältig und reicht von einem Völlegefühl im Oberbauch über Beklemmungsgefühle auf der Brust, Kurzatmigkeit und Herzklopfen bis hin zu Herzjagen, Herzrhythmusstörungen und ähnlichen Beschwerden. Immer wenn diese Probleme nach einer Mahlzeit auftreten, sollten Sie zunächst nicht an eine Erkrankung des Herzens denken, sondern an den besagten „Roemheldschen Symptomenkomplex".

Ursache der Beschwerden ist hier nämlich nicht das Herz, sondern der Magen-Darm-Trakt. Durch Störungen der Enzymproduktion oder Fäulnisprozesse im Darm kommt es dabei oft zu einer starken Gasansammlung im Bauch, durch die das Zwerchfell nach oben gedrückt wird. Die Folge davon kann sein, daß sich das Herz durch den Druck leicht um seine eigene Achse dreht und nach rechts verschiebt. Dadurch aber wird es in seiner natürlichen Funktion derart beeinträchtigt, daß die genannten Beschwerden auftreten. Die Behandlung ist sehr einfach. Sie besteht im wesentlichen darin, den gestörten Verdauungsprozeß im Magen-Darm-Trakt wieder zu normalisieren. Bewährt haben sich dafür zum Beispiel Präparate, die Trockenextrakt oder Öle aus Pfefferminzblättern, Kümmel und Wermutkraut enthalten. Alles also Wirkstoffe, die sich bei Fäulnis- und Gärungserscheinungen sowie krampfartigen Beschwerden im Magen-Darm-Trakt sowie bei Erkrankungen der Gallenblase, Völlegefühl, Blähungen und eben beim Roemheld-Syndrom schon seit alters her bewährt haben. Diese Präparate sind auch für Säuglinge und Kleinkinder geeignet und lassen sich auch bei den so gefürchteten Nabelkoliken einsetzen.

Bewährte Methoden zur Vorbeugung und Selbstheilung

- Bei akuten Herzschmerzen mit Infarktgefahr empfiehlt es sich, schnell ein Glas eiskaltes Wasser zu trinken, den Finger in den Hals zu stecken und einen Würgereiz auszulösen.
- Zusätzlich sollten Sie eine halbe Minute Ihr Gesicht unter möglichst kaltes Wasser halten.
- Zur Vorbeugung empfiehlt es sich besonders, ein regelmäßiges, sportliches Training einzuhalten.
- Machen Sie außerdem regelmäßig Morgengymnastik, da sie für eine bessere Durchblutung und eine gesunde, tiefe Atmung sorgt.
- Legen Sie alle paar Wochen für zwei bis drei Tage eine strenge Gemüsediät ein. Das entsäuert den Körper, läßt die Pfunde purzeln, senkt die Blutfettwerte und entlastet das Herz.
- Lernen Sie, sich zu entspannen. Versuchen Sie, irgendwo einen Kursus in autogenem Training zu belegen, lernen Sie zu meditieren.
- Natürlich sollten Sie auf eine gesunde Lebensweise und auf den Verzicht von herzschädigenden Genußmitteln achten. Verzichten Sie also auf Nikotin und Alkohol, und halten Sie Ihren Kaffeegenuß in Grenzen.
- Bei plötzlich auftretendem Druck- und Engegefühl in der Brust (Angina pectoris) empfiehlt es sich, die Füße in heißes Wasser zu stecken. Die Wärme bewirkt eine Entspannung und Mehrdurchblutung des Herzmuskels.
- Stellen Sie Ihre Ernährung auf eine gesunde, vitalstoffreiche Vollwertkost mit großem Frischkost-

anteil um. Meiden Sie weißes Mehl, Zucker und Schweinefleischprodukte, da diese Lebensmittel für Ihr Herz in höchstem Maße schädlich sind.

- Stärken Sie den Herzmuskel durch Heilkräuter- tees wie zum Beispiel Weißdorn. Die Wirkstoffe des Weißdorns verbessern die Durchblutung der Herzkranzgefäße, kräftigen die Herzmuskulatur und beruhigen den Herzschlag. Zweckmäßig ist es auch, weißdornhaltige Tropfen oder   D r a - gees einzunehmen.
- Lassen Sie mindestens zweimal im Jahr Ihren Sau- erstoffdruck messen, und machen Sie bei Sauer- stoffmangel eine Kur mit der Sauerstoff-Mehr- schritt-Therapie.

Bauchschmerzen

In kaum einem Bereich des Körpers ist es so schwierig, Schmerzen einer bestimmten Krankheit zuzuordnen, wie im Bauch. Die unmittelbare Nachbarschaft mehrerer Organe erfordert präzise Unterscheidung nach Ort und Art des Schmerzes. Nur so läßt sich feststellen, ob es sich um Magen- oder Darm-, Gallen-, Bauchspeicheldrüsen- oder Blasenerkrankungen handelt. Darüber hinaus können auch noch andere Organe ihren Schmerz in den Bauchraum projizieren. So sind auch bei Veränderungen der Wirbelsäule Schmerzen im Bauchbereich zu verzeichnen. Auch Nierenerkrankungen können vom Rücken in den Bauch ausstrahlen.

Hier kann dem Behandler ein ausführliches Gespräch mit seinem Patienten weiterhelfen. Aber auch mit der *Kirlian-Fotografie*-Diagnose ist es möglich, zum einen Rückschlüsse darauf zu ziehen, welches Organ im Bauchbereich erkrankt ist, zum anderen auch darauf zu schließen, ob diese Erkrankung vornehmlich durch organische oder durch funktionelle Störungen ausgelöst wurde.

Magen- und Darmschmerzen

Wer kennt es nicht aus eigener Erfahrung: Jede psychische Erregung wie Trauer, Wut oder Aufregung schadet dem Magen. Schon lange ist bekannt, daß der Magen das erste Organ ist, das sich meldet, wenn Körper und Seele angeschlagen sind.

Das liegt daran, daß Magen und Gehirn in einem ständigen Informationsaustausch stehen. Doch glücklicherweise kennt die Naturheilkunde auch hier wieder wirksame Therapien, die Ihnen schnell helfen.

Der heilende Stich ins Sonnengeflecht

Sicher haben auch Sie schon einmal vom „Sonnengeflecht" gehört.

Wissenschaftlich wird es „Plexus solaris" genannt und
ist nichts weiter als ein Nervenknoten des vegetativen
Nervensystems. Es liegt im Bereich der Magengrube,
dicht hinter dem Zwerchfell auf der Vorderseite der
Aorta (Hauptschlagader) und hängt mit den Nerven
aller Bauchorgane zusammen. Das aber bedeutet, daß
sich sowohl positive als auch negative Gemütserregungen über dieses Nervengeflecht auf die Bauchorgane
auswirken können. Das Sonnengeflecht ist folglich eine
der wichtigsten Schaltstellen für die Beeinflussung dieser Organe.

Wie bei allen Schaltstellen ist es also auch hier wichtig, den richtigen Knopf zu drücken. Das kann man lernen. Durch autogenes Training oder Meditation kann
jeder mit der Zeit sein Nervensystem so in den Griff
bekommen, daß auch negative Gemütserregungen kein
Unheil mehr anrichten können. Die moderne Naturmedizin kennt jedoch auch noch andere Möglichkeiten, das
Sonnengeflecht positiv zu beeinflussen. Am wirkungs-
vollsten ist die Neuraltherapie, die hier den Zweck hat,
durch eine gezielte Behandlung das Sonnengeflecht auf
Entspannung zu programmieren. Dieses Ziel ist leicht zu
erreichen. Der Behandler benötigt dazu nur eine Spritze
mit einem neuraltherapeutischen Medikament (zum
Beispiel *Procain*) oder einer speziell ausgewählten homöopathischen Mischung. Der liegende Patient erhält
etwa drei Querfinger unterhalb des Schwertfortsatzes
am Brustbein eine Injektion in die Bauchmuskulatur, bei
der die Kanüle bis in den Bereich des Sonnengeflechtes
vorgeschoben und die gewählte Injektionsflüssigkeit
eingespritzt wird. Das ist völlig harmlos und nahezu
schmerzfrei. Die Wirkung tritt in der Regel unverzüglich ein. Der Patient verspürt ein sofortiges Nachlassen

seiner Bauchschmerzen, Verkrampfungen lösen sich, Sodbrennen geht zurück, und ein wohliges Wärmegefühl sorgt für eine angenehme Entspannung.

Durch eine regelmäßige Wiederholung dieser Injektion können Magen- und Zwölffingerdarmgeschwüre ebenso günstig beeinflußt werden wie eine Entzündung der Gallenblase oder eine spastische Obstipation, also eine Verstopfung, die durch eine Verkrampfung des Darmes entstanden ist.

Darmentzündungen (Colitis) und entzündliche Darmgeschwüre (Colitis ulcerosa)

Nicht an allen Bauchschmerzen ist der Magen schuld. In unserer heutigen Wohlstandsgesellschaft breiten sich zwei Krankheiten immer mehr aus: die Dickdarmentzündung (Colitis) und die geschwürige Dickdarmentzündung (Colitis ulcerosa). Während es sich bei der Colitis noch um eine relativ harmlose Entzündung der Darmschleimhaut handelt, kann die geschwürige Dickdarmentzündung sehr schnell lebensbedrohend werden. Die Krankheitszeichen für beide Erkrankungen sind sehr vielfältig. Sie reichen von heftigen Leibschmerzen und Blähungen, schmerzhaften Darmentleerungen mit schleimigem Stuhl über wäßrige Schleimabsonderungen beim Stuhlgang bis zur Gewichtsabnahme mit Kreislaufstörungen und Schwindelanfällen und eitrig-blutigen Stühlen. Auch bei der Dickdarmentzündung oder der geschwürigen Dickdarmentzündung sind die Ursachen vielfach im seelisch-psychischen Bereich zu suchen. Nicht selten aber sind die Ursachen für beide Erkrankungen in einer allergischen Reaktionslage zu finden. Durch die ständige Zunahme von Nahrungsmittelzusätzen – so zum Beispiel Geschmacksverstärker, Konservierungsmittel, Farbstoffe und dergleichen – steigt auch ständig die Gefahr für jeden Menschen, gegen einen dieser Nahrungsmittelzusätze allergisch zu reagieren. Das Wichtigste ist dann, diese Substanz künftig nicht mehr zu sich zu nehmen, um ein Ausweiten der Entzündung zu verhindern.

Immer aber ist es notwendig, die Geschwüre oder die Entzündung direkt zu behandeln. Hier hat die Naturheilkunde aber weitaus bessere Chancen, denn die Schulmedizin verwendet zur Bekämpfung der Entzündung nämlich hauptsächlich Cortison-Präparate. Gerade von Cortison-Präparaten aber ist ja hinlänglich bekannt, daß sie bei dauerhaftem Gebrauch nicht nur gefährliche Nebenwirkungen entwickeln, sondern zusätzlich die körpereigenen Abwehrkräfte schädigen.

Größer ist hier schon die Behandlungspalette der Naturheilkunde. Bei allergischen Ursachen der Dickdarmentzündung ist zunächst einmal eine Umstimmungstherapie mit EigenblutInjektionen und zusätzlichen, homöopathisch aufbereiteten Arzneimitteln notwendig.

Wichtig aber ist auch die naturheilkundliche Überzeugung, daß es sich bei einer chronischen Dickdarmentzündung immer um eine Schwächung der körpereigenen Abwehrkraft handeln muß. Selbst die Schulmedizin räumt heute ein, daß es sich bei der geschwürigen Dickdarmentzündung um eine Autoimmunerkrankung handeln kann, also um eine Krankheit, bei der das Abwehrsystem gegen eigene Körperzellen vorgeht. Sowohl eine Abwehrschwäche als auch eine Autoimmunerkrankung sind immer Störungen des körpereigenen Abwehrsystems und müssen als solche gezielt behandelt werden. Zur Therapie ist hier jedoch nicht das von der Schulmedizin eingesetzte Cortison geeignet, sondern naturheilkundliche Maßnahmen zur Steigerung der körpereigenen Abwehrkräfte und zur Regulierung des Immunsystems. Dazu gehört die schon mehrfach beschriebene Therapie mit Thymus-Frisch-Extrakt sowie bei vorhandenem Sauerstoffmangel die Sauerstoff-Mehrschritt-Therapie nach Ardenne. Die Kombination beider Behandlungsmethoden als sogenannte Sauerstoff-Immun-Stimulation sorgt für ein schnelles Ansteigen der körpereigenen Abwehrkräfte und reguliert gestörte Immunreaktionen (ssiehe dort).

Besonders wichtig aber ist wieder einmal der Einsatz proteolytischer Enzyme, über die ich ja schon mehrfach berichtet habe.

Wesentlich unterstützt werden kann diese Behandlung noch durch das regelmäßige Essen von frischem Knoblauch oder doch zumindest durch das Einnehmen von Knoblauchdragees.

Knoblauch – das Penizillin der Naturheilkunde

In der Naturheilkunde gilt Knoblauch als das natürliche „Penizillin". Diese bakterientötende und entzündungshemmende Wirkung des Knoblauchs ist bereits wissenschaftlich nachgewiesen worden und damit belegt. Knoblauch desinfiziert und schützt nicht nur die Schleimhäute von Mund, Hals, Nase, Rachen und Bronchien, sondern auch die des Darmes. Und dabei hat er im Gegensatz zum echten Penizillin keine schädlichen Nebenwirkungen. Im Gegenteil. Er schmeckt gut und reguliert die normale Verdauungstätigkeit.

Wer immer also an einer Dickdarmentzündung oder an entzündlichen Dickdarmgeschwüren leidet, sollte sich die Heilkraft des Knoblauchs zunutze machen. Auch bei einer Dysbakterie, also einer krankhaften Störung der Darmbakterien oder sogar bei einem Pilzbefall im Darm ist Knoblauch durchaus sehr hilfreich. Er vermindert das Wachstum krankmachender Bakterien und beugt auch einer Pilzerkrankung vor. Mehr über die Pilzerkrankungen und Dysbiose des Darmes finden Sie im Kapitel über die Behandlung der Kopfschmerzen.

Hämorrhoiden – Kälte und Homöopathie statt Operation oder Verödung

Medizinisch gesehen sind Hämorrhoiden nichts anderes als Krampfadern, die sich am Darmausgang bilden. Der Begriff Hämorrhoiden kommt aus dem Griechischen und bedeutet auch: „Adern, aus denen Blut herausfließt". Ursache der Hämorrhoiden ist normalerweise eine Bindegewebeschwäche der Haut am Afterausgang. Bindegewebeschwächen können erworben sein – zum Beispiel durch wiederholte Schwangerschaften – sind aber in den meisten Fällen bereits angeboren. Das ist wohl auch der Grund dafür, daß Hämorrhoiden ein ganzes Leben lang bestehen bleiben. Um so unverständlicher ist darum die häufig praktizierte Methode, Hämorrhoiden zu operieren. Auch das Entfernen oder Veröden dieser „Krampfadern am After" bringt in der Regel nur eine vorübergehende Hilfe. Schließlich beseitigen weder Operation noch Verödung die eigentliche Ursache der Erkrankung, nämlich die Schwächung des Bindegewebes. Und so füllen sich dann auch die Venen bald wieder mit Blut, und es treten erneut Hämorrhoiden auf.

Dagegen ist eine normale Darmfunktion und damit eine regelmäßige Stuhlentleerung die beste Voraussetzung dafür, keine Hämorrhoiden zu bekommen.

Selbstverständlich darf der Stuhlgang niemals zu hart werden, denn ein zu harter Stuhlgang zwingt zum heftigen Pressen bei der Stuhlentleerung. Dadurch werden die Venen am Darmausgang ausgebeult, so daß der erste Schritt zu Hämorrhoiden getan ist. Einen harten Stuhl können Sie jedoch vermeiden, wenn Sie viele wasserhaltige Nahrungsmittel zu sich nehmen. Dazu gehören zum Beispiel Melonen, Tomaten, Rettich, Gurken und natürlich auch Sauerkraut. Empfohlen werden muß auch hier wieder der schon vielgelobte Knoblauch. Auch wenn sein Duft nicht jedem liegt, Ihrem Darm tun die heilenden und stuhlgangfördernden Wirkstoffe des Knoblauchs allemal gut.

Kommen jedoch meine guten Ratschläge zu spät und gehören Sie bereits zu denjenigen, die unter der Volkskrankheit Hämorrhoiden zu leiden haben, sollten Sie unbedingt einen Heilpraktiker oder Arzt für Naturheilkunde aufsuchen und nicht nur selbst an Ihrer Krankheit herumdoktern. Hämorrhoiden können nämlich auch tieferliegende Ursachen haben, zum Beispiel organische Erkrankungen wie Leberstörungen oder gar Geschwüre im Dickdarm. Nur ein geschulter Mediziner kann hier mit entsprechenden Untersuchungen Klarheit über die tatsächliche Schwere der Krankheit und ihre

Ursachen erhalten. Oftmals wird Ihnen von Ihrem Arzt allerdings zur Operation geraten werden. Doch lassen Sie sich nicht überreden. Mit altbewährten Hausrezepten und wirksamen Naturheilverfahren gelingt es fast immer, auch ohne Operation eine deutliche Linderung oder Beseitigung der Beschwerden herbeizuführen.

In der Praxis der naturheilkundlichen Therapeuten wird in den meisten Fällen mit Akupunktur gearbeitet. Besonders wirkungsvoll ist hier eine Akupunktur im Bereich beider Gesäßmuskeln, die den Blutabfluß fördert und das Bindegewebe kräftigen hilft. Außerdem sorgt diese Akupunktur für eine schnelle Linderung der vorhandenen Schmerzen. Natürlich können auch bei Hämorrhoiden wieder die schon mehrfach erwähnten ansteigenden Kreislauf-Fußbäder nach Schiele eingesetzt werden, die den Blut- und Lymphfluß aktivieren und dafür sorgen, daß das versackte Blut in den Venenbeulen wieder in den Kreislauf zurückgeführt wird.

Auch proteolytische Enzyme sorgen hier, hochdosiert, als Dragees eingenommen oder als Salbe verwendet, dafür, daß das Blut verdünnt wird, sich der Blutfluß aktiviert und Entzündungen ausgeheilt werden.

Eine ganz wichtige Therapiemethode bei der Behandlung von Hämorrhoiden ist natürlich die Homöopathie. Einem naturheilkundlichen Behandler steht eine ganze Reihe von homöopathischen Präparaten zur Verfügung, die sich bei Hämorrhoiden erfolgreich einsetzen lassen. Sehr wirkungsvoll ist dabei das Injizieren dieser homöopathischen Mittel in bestimmte Akupunkturpunkte des Gesäßmuskels. Besonders bewährt hat sich dabei die homöopathische Aufbereitung der frischen Rinde, der Zweigspitzen, Zweige und Wurzeln der in Nordamerika heimischen „Zaubernuß" (Hamamelis virginica), die in verschiedenen bewährten Präparaten zum Einnehmen und Injizieren enthalten ist. Natürlich ist Hamamelis auch noch in homöopathischen Komplextropfen enthalten, die speziell für die Behandlung von Hämorrhoidenerkrankungen und Venenleiden zusammengestellt worden sind und deshalb auch Roßkastanie und zur Beseitigung von Entzündungen sowie zur Steigerung der Leberentgiftung Mariendistel enthalten.

Es ist erstaunlich, was schon allein ein pflanzliches Arzneimittel wie Zaubernuß alles bewirken kann. So hilft Hamamelis, Ödeme abzubauen, die aufgrund mangelnder Elastizität der Venen entstanden sind, und verhindert, daß sich künftig wieder neue Wasseransammlungen im Gewebe bilden. Durch regelmäßiges Einreiben der Afterregion mit Hamamelis-Salbe können Sie das Auftreten von Hämorrhoiden vermeiden beziehungsweise bereits vorhandene Hämorrhoiden zur Rückbildung bringen.

Nach jedem Stuhlgang sollten Sie Ihren After mit kaltem Wasser benetzen. Das zieht die Blutgefäße zusammen, verhindert eine Venenerweiterung und fördert die Rückbildung der Hämorrhoiden.

Bewährte Methoden zur Vorbeugung und Selbstheilung

- Immer wieder empfohlen und immer wieder erfolgreich ist die altbewährte Rollkur, die Sie bei allen Magenschleimhautentzündungen, aber auch bei Magengeschwüren versuchen sollten. Die Methode: Trinken Sie morgens nüchtern eine Tasse Kamillenblütenaufguß, noch während Sie im Bett liegen. Dann legen Sie sich fünf Minuten auf den Rücken, anschließend auf die linke Seite, dann fünf Minuten auf den Bauch und schließlich noch fünf Minuten auf die rechte Seite. So kann der Kamillentee gleichmäßig auf die Magenschleimhaut einwirken. Diese Kur sollten Sie etwa zwei Wochen lang regelmäßig durchführen und auch dann noch beibehalten, wenn die

Beschwerden in dieser Zeit bereits abgeklungen sind.

- Nächtliche Magenschmerzen sind häufig Hinweise auf ein Magengeschwür. Da der Magen nachts leerer als am Tage ist, kann die Magensäure jetzt die Magenwand schneller schädigen. Helfen können Sie sich hier, indem Sie ein Glas Milch trinken oder ein Stück Brot essen. Beides bindet die Magensäure wieder und schützt so die Magenschleimhaut.
- Gegen Magenkrämpfe hat sich ein Aufguß aus Bohnenkraut bewährt. Trinken Sie davon zwei Tassen ungesüßt und schlückchenweise.
- Bei Bauch- oder Magenschmerzen hat sich Wärme immer wieder gut bewährt. Versuchen Sie also eine warme Leibauflage oder Infrarot-A-Tiefenbestrahlung.
- Eine wirksame Wärmeanwendung ist die Heublumenpackung. Fertigpräparate gibt es in jeder Apotheke oder im Reformhaus. Halten Sie den Heublumensack in Wasserdampf, und warten Sie, bis er gut durchgefeuchtet und durchgewärmt ist. Wenn er dann eine angenehme Temperatur hat, legen Sie ihn auf die Magengegend auf. Darüber kommt ein Zwischentuch, und anschließend wird eine Decke herumgewickelt. Lassen Sie den Heublumensack etwa 45 Minuten einwirken.

Gallenschmerzen

Natürlich sind Bauchschmerzen nicht immer die Folge von Erkrankungen des Magens oder Darmes. Auch Gallenblasenerkrankungen können schmerzhafte Reaktionen im Bauch auslösen. Während sich Magenschmerzen meistens mit einem Druckschmerz oberhalb des Nabels bemerkbar machen, erkennen Sie Gallenblasenschmerzen in den meisten Fällen daran, daß sie am unteren rechten Rippenrand entstehen. Von dort können sie dann bis in den Rücken und in die Schultern ausstrahlen. Manchmal ist aber nur ein Druck im Oberbauch oder ein Ziehen zu spüren. Auch regelmäßig wiederkehrende Blähungen, Völlegefühl, Verdauungsstörungen und eine Abneigung gegen fettes Essen oder Alkohol deuten auf Gallenerkrankungen hin. In den meisten Fällen handelt es sich dann um Gallensteine.

Diese Steine entstehen, wenn das aus der Leber kommende dünnflüssige Gallensekret ausbleibt oder sich mit dem in der Gallenblase befindlichen Cholesterin oder Gallenfarbstoff Bilirubin nicht mehr richtig vermengen kann. Cholesterin und Bilirubin verhärten sich dann, und es bilden sich Cholesterin- oder Kalzium-Bilirubin-Steine. Glücklicherweise bleibt die überwiegende Mehrzahl dieser Steine in der Gallenblase liegen und macht keine großen Beschwerden. Erst wenn es zu einem heftigen Zusammenziehen der Gallenblase kommt, können die Steine in den Gallenausgang oder auch -eingang gedrückt werden. Dabei kommt es dann zu schmerzhaften Stauungszuständen, und die Gallenkolik ist da. Trotzdem sollte hier nicht immer gleich zum Chirurgenmesser gegriffen werden, denn häufig fallen diese Gallensteine wieder in die Gallenblase zurück, und die Kolik verschwindet damit genausoschnell, wie sie gekommen ist. Wenn sich allerdings die Gallensteine durch die Gallengänge in Richtung Leber und Zwölffingerdarm fortbewegen, ist Gefahr im Verzug, denn es kann je nach Lage der Gallensteine zu einer Gelbsucht oder auch Entzündung der Bauchspeicheldrüse führen.

Doch selbst in den Gallengängen bleiben die Gallensteine in den meisten Fällen noch friedlich, da auch hier eine Störung nur auftritt, wenn die Muskulatur der Gallengänge sich durch irgendwelche Reizungen plötzlich und heftig zusammenzieht.

Als Reiz reicht allerdings schon ein zu fettes Essen oder auch eine psychische Belastung aus.

Ein psychischer Streß bewirkt nämlich ein Zusammenziehen der Muskulatur der Gallenblase und damit ein Herauspressen von Gallenflüssigkeit aus der Galle. Dadurch können dann bisher „stumme" Gallensteine, die bis zu diesem Zeitpunkt friedlich in der Gallenblase geruht haben, durch die muskuläre Anspannung der Gallenblase zu schmerzenden Koliken führen.

Eine entsprechende Diät und eine „Ruhigstellung" des Patienten durch psychische Führung ist vielfach ein geeignetes Mittel, weitere Koliken zu verhindern. Die Entscheidung zur Operation sollte also immer gründlich überdacht werden, denn auch nach Entfernung der Gallenblase hat mindestens jeder dritte Patient weiterhin Beschwerden. Diese äußern sich dann nicht immer nur an der Operationsnarbe oder am verbliebenen Gallenstumpf, sondern sie zeigen sich vielfach auch in Störungen des Magen-Darm-Traktes, in Entzündungen und Schmerzen der Bauchspeicheldrüse, in Magenschleimhautentzündungen, Zwölffingerdarmgeschwüren, Leberbeschwerden oder auch in einer Zuckerkrankheit.

Schmerzfrei durch Akupunktur und Neuraltherapie

Statt gleich eine Operation durchführen zu lassen, sollte jeder „steinreiche" Patient, der von Gallenkoliken geplagt wird, zuerst einmal einen Versuch mit naturheilkundlichen Behandlungsmethoden machen. Jeder naturheilkundlich orientierte Arzt oder Heilpraktiker kann nämlich mit Akupunktur und Neuraltherapie eine Gallenkolik sehr schnell zum Verschwinden bringen. Durch das Reizen bestimmter Akupunkturpunkte oder durch das Einspritzen neuraltherapeutischer Injektionspräparate – eventuell gemischt mit homöopathischen Mitteln – in diese Akupunkturpunkte können die bei einer Gallenkolik vorherrschenden bioelektrischen Spannungszustände nämlich spontan wieder gelöscht werden. Der „elektrische" Strom im Körper des Patienten fließt dann wieder normal und ohne Störungen durch seine Bahnen und löst die vorhandenen Verkrampfungen an der Gallenblase auf.

Altbewährt: Homöopathie und Pflanzenheilkunde

Auch bei schmerzhaften Gallenerkrankungen, bei Gallenblasenentzündungen oder bei Gallensteinen läßt sich mit Homöopathie und pflanzlichen Heilmitteln eine deutliche Besserung oder Heilung der Krankheit erreichen. In der Apotheke erhalten Sie eine ganze Reihe von fertiggemischten homöopathischen bzw. pflanzlichen Komplexpräparaten, die sich bei Gallenerkrankungen sehr gut bewährt haben.

Natürlich kommt es bei der Wirkung eines Komplexmittels immer auf die verwendeten Einzelmittel an. Hier gibt es eine ganze Reihe Präparate, die bei der Behandlung von Gallenschmerzen sehr erfolgreich sind.

Eines der Mittel ist der Sauerdorn oder die gemeine Berberitze, die in der Homöopathie mit dem Namen Berberis vulgaris bekannt ist. Bei einer Gelbsucht, bei dauerhaftem Druck im rechten Oberbauch mit ständiger Übelkeit, Erbrechen und Verdauungsstörungen ist an die homöopathische Aufbereitung der Mariendistel (*Carduus marianus*) zu denken. Sie wird auch gerne als pflanzlicher Trockenextrakt eingesetzt, der in Tablettenform in Apotheken erhältlich ist.

Bei starken Schmerzen und Wundgefühl in der Gegend von Galle und Leber und auch bei einer Gelbsucht hat sich der homöopathische Extrakt vom Schöllkraut einen guten Namen gemacht. Schöllkraut erhalten Sie unter der Bezeichnung *„Chelidonium"* als homöopathisches Mittel ebenfalls in der Apotheke.

Bewährte Methoden zur Vorbeugung und Selbstheilung

- Meiden Sie alles, was Ihnen normalerweise nicht bekommt. Eine hundertprozentige Gallendiät gibt es nämlich nicht.
- Trinken Sie viel, meiden Sie jedoch Alkohol. Auch Bohnenkaffee wird wegen seiner Röstrückstände nur selten vertragen. Ein Glas Wein allerdings hilft durch die darin enthaltenen Enzyme bei der Verdauung und entlastet die Galle.
- Vermeiden Sie hartgekochte Eier, Spiegeleier, rohes Eigelb, tierische Fette und Öle, ebenso auch alle gehärteten Fette, alles Gebratene, Gegrillte oder Gesottene.
- Nicht zu empfehlen sind auch alle fetten Fische, geräucherte Fischwaren, fette Geflügelsorten, Schweinefleisch, blähende Gemüse und zu scharfe Gewürze.
- Meiden Sie auch alle in Fett gebratenen Speisen

wie zum Beispiel Bratkartoffeln, Kartoffelpfann-
kuchen oder Pommes frites.

- Probleme können Sie auch bekommen mit Bee-
renobst, Zwetschgen, Kirschen, Weintrauben,
Äpfeln und Birnen, verschiedenen Nüssen, Rosi-
nen, fetten Soßen und Süßigkeiten.

Unterleibsschmerzen

Das Gebiet der Unterleibsschmerzen ist ähnlich vielfältig wie das der Bauchschmerzen. Vornehmlich sind hier allerdings Frauen betroffen, denn aufgrund ihrer anatomischen Gegebenheiten sind sie für Unterleibsschmerzen wesentlich anfälliger als Männer. In meinem Buch *„Naturheilmittel gegen Frauenleiden"* (ProVital-Versand, Seibersbach) habe ich mich in aller Ausführlichkeit mit den vielfältigen Ursachen und den naturheilkundlichen Behandlungsmöglichkeiten von sogenannten Frauenkrankheiten beschäftigt.

Menstruationsschmerzen

Etwa die Hälfte aller Frauen hat während der Regel Schmerzen. Die Ursachen können sehr vielfältig sein. Die meisten Menstruationsbeschwerden sind hormonell bedingt. Untersuchungen haben gezeigt, daß die überwiegende Mehrheit der Frauen mit starken Schmerzen eine siebenmal höhere Prostaglandinkonzentration im Blut hat als andere Frauen.

Dieses körpereigene Hormon entsteht in der Gebärmutter nach dem Eisprung und erreicht seine höchste Konzentration zu Beginn der Regelblutung.

Sehr häufig sind Regelschmerzen aber auch die Folge eines gestörten seelischen Gleichgewichts, und nur in den wenigsten Fällen sind tatsächlich organische Ursachen dafür verantwortlich.

Liegen organische Ursachen für die schmerzhaften Unterleibsbeschwerden vor, so müssen diese natürlich beseitigt werden. Gegen Entzündungen ist die schon mehrfach erwähnte Infrarot-A-Tiefenbestrahlung bestens geeignet. Bei einer vorhandenen Abwehrschwäche helfen Injektionen mit Thymus-Frisch-Extrakt. Bei einer Endometriose (Gebärmutterzellen, die sich außerhalb der Gebärmutter einnisten und oft zu starken Schmerzen führen) haben sich Injektionen mit speziellen homöopathischen Mitteln bewährt. Liegt allerdings eine abgeknickte Gebärmutter vor, bleibt meist nur die Operation als letzte Hilfsmöglichkeit.

Myome dagegen müssen nicht immer gleich unters Messer.

Das Wachstum dieser Myome scheint nach neuesten wissenschaftlichen Erkenntnissen mit den Eierstöcken im Zusammenhang zu stehen. Läßt deren Funktion nach, stoppt auch das Wachstum der Myome. Außerdem gibt es eine ganze Reihe von naturheilkundlichen Möglichkeiten, Myome erfolgreich zu behandeln. Dazu gehören zum Beispiel Injektionen mit homöopathischen Pflanzen- oder Mineralienextrakten oder homöopathisierten Organextrakten.

Schwieriger wird die Behandlung, wenn die Menstruationsbeschwerden hormonellen oder psychisch-seelischen Ursprungs sind. Bei psychischen Ursachen helfen am ehesten Therapien, die direkten Einfluß auf das vegetative Nervensystem nehmen. Hier ist zuerst an die Meridian-Massage in Kombination mit der Edelstein-Meditation und Farb- und Musiktherapie zu denken (siehe dort). Aber auch mit Akupunktur, Neuraltherapie, der schon beschriebenen Farbpunktur und homöopathischen bzw. pflanzlichen Arzneimitteln lassen sich hervorragende Ergebnisse erzielen.

So bringen neuraltherapeutische Injektionen mit *Procain* – eventuell gemischt mit passenden homöopathischen Mitteln wie *Pulsatilla* (Küchenschelle), *Cimicifuga* (Wanzenkraut), *Crocus* (Safran) oder *Sepia* (Tintenfisch) bzw. pflanzlichen Arzneimitteln – an das Schambein oder in die Kreuzbeingegend auch bei starken Schmerzen sehr schnelle Linderung oder gar Beschwerdefreiheit, da sie eine stark regulierende Wirkung auf den Hormonhaushalt haben und sofort entkrampfend auf die gesamte Muskulatur des Unterleibes wirken. Unterstützend wirken hochdosierte Magnesiumgaben, am besten als Injektion in die Armvene. So geht das Magnesium sofort ins Blut und kann durch seine krampflösende Wirkung schnell dazu beitragen, die Gebärmuttermuskulatur zu entspannen. Zur Einnahme – außer in der Stillzeit – empfiehlt sich auch hier der schon erwähnte Pestwurz-Extrakt (*Petadolex*, in Apotheken erhältlich). Neueste pharmakologische Studien bestätigen nämlich das, was die Pflanzenheilkunde schon lange weiß: Pestwurz ist nicht nur krampflösend und schmerzstillend, sondern wirkt auch regulierend auf das vegetative Nervensystem.

Bewährte Methoden zur Vorbeugung und Selbstheilung

- Wenn Sie wissen, daß Sie zu Beschwerden während der Menstruation neigen, sollten Sie schon eine Woche vor Beginn der nächsten Periode anfangen, Ringelblumentee zu trinken.
- Versuchen Sie, autogenes Training zu erlernen, machen Sie ausgedehnte Waldspaziergänge. Beides hilft, sich zu entspannen.
- Halten Sie schon eine Woche vor der nächsten Menstruation eine salzarme Kost ein. Das verhindert viele Menstruationsbeschwerden und vermeidet auch Wasseransammlungen im Gewebe.
- Auch ansteigende Fußbäder helfen oftmals, die vorhandenen Schmerzen zu lindern, da sie eine sehr stark entkrampfende Wirkung haben. Am besten sind natürlich die schon mehrfach erwähnten ansteigenden Kreislauf-Fußbäder nach Schiele mit der speziellen Schiele-Fußbadewanne.

- Als Heilkräuter für Tees empfehlen sich auch Johanniskraut, Frauenminze, Hauhechel und Mistel.
- Schnelle Schmerzlinderung bringt oftmals auch eine Wärmflasche, die Sie ins Kreuz oder auf den Unterleib legen.
- Wenn Ihnen Wärme nicht angenehm ist, dann versuchen Sie es doch mit einer leichten Massage am Bauch oder im Kreuzbeinbereich.

Prostatabeschwerden

Natürlich ist bei einer Prostataerkrankung immer eine gründliche Untersuchung wichtig. Bei der Prostata insbesondere deshalb, weil sich der Prostatakrebs durch ähnliche Krankheitszeichen ankündigt wie eine Prostataentzündung oder eine Vergrößerung.

Eine solche Entzündung führt dann zu Schmerzen im Dammbereich, teilweisem oder völligem Harnverhalten und ständigem Harndrang.

Bei der Prostatavergrößerung (Adenom) kommt es vor allen Dingen zu nächtlichem Harndrang mit einer erschwerten Blasenentleerung. Im Anfangsstadium zeigen sich auch kalte Hände und Füße oder Finger. Die Haut an den Händen und Füßen wird pelzig. Ist die Prostatavergrößerung dann einmal chronisch geworden, entsteht ein ständiger Druck auf die Blase, und bei der Harnentleerung verspürt der Patient starke Schmerzen. Nicht selten ist auch Blut im Harn.

Die beliebteste Therapie der Schulmedizin ist hier die Prostataoperation. Davor sollten Sie sich jedoch, wenn irgend möglich, hüten. Diese Operation ist nämlich nicht nur kompliziert und gefährlich, sondern sie ist vor allen Dingen wegen ihrer Spätwirkungen gefürchtet. Dazu gehört die sehr häufig auftretende Impotenz ebenso wie das Unvermögen, den Harn zu halten. Manchen Patienten bleibt dann nur noch der Dauerkatheter. Soweit müssen Sie es jedoch nicht kommen lassen.

Hilfe ohne Operation: Neuraltherapie, Kürbiskerne und Sitosterin

Wieder einmal ist es die Neuraltherapie, die mit dem Medikament *Procain* die meisten Prostataerkrankungen verhüten oder kurieren kann. Immerhin liegt die

Erfolgsquote bei Anwendung der Neuraltherapie bei etwa 80 Prozent. Das gilt sowohl für die Prostataentzündung als auch für die Prostatavergrößerung. Der Patient kann wieder normal Wasser lassen, die Schmerzen am Damm lassen nach, und die bestehenden Entzündungen bilden sich zurück.

Die Erfolgsquote kann noch gesteigert werden, wenn zusätzlich zur neuraltherapeutischen Injektion eine Infrarot-A-Tiefenbestrahlung auf den Damm bzw. vorne auf den Bereich des Schambeines gegeben wird. Diese Überwärmungstherapie (siehe dort) beschleunigt das Abheilen der Entzündung, sorgt für eine bessere Durchblutung und für einen Rückgang der Gewebewucherungen.

Schon lange ist aus der Volksheilkunde bekannt, daß sich bei allen Prostatabeschwerden Kürbiskerne als wirksames Heilmittel bewährt haben. Verantwortlich für die gute Wirkung der Kürbiskerne bei der Behandlung von Prostataerkrankungen ist der Inhaltsstoff Phytosterin, den die Kürbiskerne in großen Mengen enthalten. Das hat sich mittlerweile auch schon die pharmazeutische Industrie, insbesondere jene Firmen, die sich auf Naturheilmittel spezialisiert haben, zunutze gemacht. Es gibt deshalb im Handel eine ganze Reihe von Präparaten, die das Phytosterin ß-Sitosterin enthalten, mit dem bei Prostataadenomen eine nachhaltige Besserung der Beschwerden beim Wasserlassen sowie eine deutliche Abnahme der Restharnmenge bewirkt werden kann.

Auch bei Prostataentzündungen oder Prostatavergrößerungen ist die Homöopathie mit gutem Erfolg einzusetzen. Besonders wirkungsvoll sind die homöopathisch aufbereiteten frischen und reifen Früchte der in Mittelamerika vorkommenden Zwergpalme Serenoa recen. Das aus dieser Zwergpalme gewonnene homöopathische Arzneimittel ist als *„Sabal serrulatum"* in Apotheken erhältlich. *Sabal serrulatum* wirkt hauptsächlich auf die männlichen und weiblichen Harn- und

Sexualorgane. Beim Mann lindert es sehr schnell die Symptome der Prostatavergrößerung, bei der Frau die Schmerzen an den Eierstöcken. *Sabal serrulatum* wird auch als „homöopathischer Katheter" bezeichnet, was seine Wirkung auf die Verbesserung des Harnflusses besonders deutlich charakterisiert.

Bewährte Methoden zur Vorbeugung und Selbstheilung

Jeder, der unter einer Prostataerkrankung leidet, sollte grundsätzlich eine reizlose, vitaminreiche Kost zu sich nehmen. Bei akuten Beschwerden ist ein zwei- bis dreiwöchiges Saftfasten einzuhalten. Dabei sollten Sie dann über den Tag verteilt etwa einen Liter frische Preßsäfte aus Rettich, Birke, Gurke, Roter Bete, Petersilie, Schachtelhalm, Wassermelone oder Lauch trinken.

- Versuchen Sie außerdem, durch viel Bewegung an der frischen Luft Ihren Stoffwechsel zu aktivieren.
- Machen Sie regelmäßig temperaturansteigende Fußbäder, am besten mit den Schiele-Fußbadewannen (siehe dort).
- Hilfreich sind auch ansteigende heiße Sitzbäder mit einem kalten Guß zum Abschluß.

Blasen- und Nierenschmerzen

Die meisten schmerzhaften Erkrankungen von Blase und Niere sind – von organischen Veränderungen einmal abgesehen – die Folge von Infektionen bzw. Entzündungen.

Die ersten Anzeichen einer Blasenentzündung sind Harndrang, allgemeine Mattigkeit, Appetitlosigkeit, belegte Zunge und Augenringe. Schlimmer wird es, wenn die Schmerzen bereits beim Wasserlassen auftreten, ein ständig brennendes Gefühl im Unterleib vorhanden ist oder sogar Fieber auftritt. Gesellen sich zu diesen Beschwerden dann noch Kreuzschmerzen hinzu, hat die Blasenentzündung meist schon das Nierenbecken erreicht. Dringende Behandlung ist jetzt notwendig!

Hyperthermie vertreibt die Entzündungen

Wie bei allen entzündlichen Erkrankungen bringt die Hyperthermie (siehe dort) schnelle Linderung der Beschwerden. Die extreme Wärme, die als „künstliches Fieber" bis in die tieferen Gewebeschichten vordringt, aktiviert die Selbstheilungskräfte des Körpers, vertreibt so die Entzündung und befreit die Patienten sehr schnell von den quälenden Schmerzen.

Viel trinken spült die Bakterien hinaus

Von besonderer Wichtigkeit bei jeder entzündlichen Erkrankung von Blase oder Niere ist eine ausreichende Flüssigkeitszufuhr. Nur durch gründliches Durchspülen der Zellen wird ein Ausschwemmen der Bakterien garantiert. Dadurch wird verhindert, daß sie sich auch weiterhin in den Schleimhäuten festsetzen und sich ungestört vermehren können. Zwei bis drei Liter Flüssigkeit sind deshalb die tägliche Mindestmenge, die Sie Ihrem Körper gönnen sollten.

Thymus verbessert die Abwehrkräfte

Immer wenn eine Blasen- oder Nierenerkrankung chronisch geworden ist, liegt der Verdacht nahe, daß die körpereigenen Abwehrkräfte nicht in der Lage sind, die Krankheit auszuheilen. Die beste Möglichkeit, diesen Zustand zu ändern, ist natürlich die schon mehrfach erwähnte Injektionskur mit Thymus-Frisch-Extrakt (siehe dort). Zehn bis fünfzehn Injektionen reichen normalerweise schon aus, um Ihre Abwehrkräfte wieder so zu steigern, daß auch eine chronische Nieren- oder Blasenentzündung vom Körper wieder selbst kuriert werden kann und Sie auch für die nähere Zukunft davon verschont bleiben.

Erfolgstips gegen Grieß und Steine

Nicht immer müssen Schmerzen im Nieren- oder Blasenbereich von Entzündungen stammen. Oftmals sorgen auch Blasen- oder Nierensteine für plötzliche Schmerzen.

Bei einer akuten Nierenkolik ist immer unverzüglich der Arzt aufzusuchen, der mit einer schmerz- und krampflindernden Spritze die Kolik zunächst einmal stoppen kann. Doch selbst wenn der Stein dann auf natürlichem Wege abgeht, ist das Problem damit nicht gelöst. Zwar ist das Symptom und damit die Ursache für den Schmerz verschwunden, doch die eigentliche Ursache der Steinbildung, nämlich die starke Kristallbildung im Harn, bleibt bestehen.

Auf jeden Fall ist deshalb die Stoffwechsellage des

Patienten nachhaltig zu verändern und durch eine längere Einnahme von natürlichen Medikamenten einer weiteren Steinbildung vorzubeugen. Bewährt haben sich in erster Linie homöopathische oder pflanzliche Präparate und Mineralsalze.

Sehr wirkungsvoll ist hier zum Beispiel der Extrakt aus Equisetum arvense (Schachtelhalm) (Tropfen, Dragees, Tees in der Apotheke). Der hohe Gehalt an Kieselsäure im Schachtelhalm macht ihn bei Blasenentzündungen und schmerzhaftem Harndrang ebenso erfolgreich einsetzbar wie bei Blasenreizungen, Nierensteinbildung oder Neigung zu Nierengrieß. Die harntreibende Wirkung sorgt außerdem dafür, daß möglicherweise vorhandene Bakterien schneller ausgeschieden werden. Trinken Sie deshalb zur Unterstützung auch 2–3 Liter Wasser.

Bewährte Methoden zur Vorbeugung und Selbstheilung

- Einer Neubildung von Nierensteinen beugen Sie wirkungsvoll durch reichlichen Genuß von Hagebuttentee vor. Trinken Sie davon täglich 1 bis 1,5 Liter.
- Bewährt hat sich auch Wegtrittee, der eine günstige, auflösende Wirkung auf vorhandenen Harngrieß oder Steine hat. Harntreibend und damit auch spülend für Niere und Blase wirken auch Goldrute und Löwenzahn. Bereiten Sie diese Heilkräuter als Aufguß zu, und trinken Sie zwei Tassen täglich.
- Hat die Nierenkolik Sie bereits „erwischt", machen Sie sich sofort eine heiße Heublumenpackung oder legen Sie sich feucht-heiße Umschläge oder Dampfkompressen auf die Nierengegend.

- Auch temperaturansteigende Sitzbäder lindern die starken Kolikschmerzen.
- Parallel dazu sollten Sie Darmeinläufe mit warmem Kamillentee von etwa 40 Grad Celsius machen und zusätzlich noch warmen Kräutertee aus den obengenannten Kräutern trinken.

Venenschmerzen

Venenschmerzen jeglicher Ursache zählen heute zu den Volkskrankheiten. Insbesondere in den hochzivilisierten Ländern sind Probleme mit den Venen sehr verbreitet. Mehr als die Hälfte aller Menschen leiden hier unter Venenschmerzen. Die Venen sind die Adern, in denen das Blut zum Herzen zurücktransportiert wird. Normalerweise wäre dies nach den Gesetzen der Schwerkraft gar nicht möglich, doch hauchdünne Klappen in den Venen verhindern das „Absacken" des Blutes nach unten und sorgen dafür, daß es statt dessen allmählich aufwärts zum Herzen gepumpt wird. Dabei wird die Pumparbeit der Venen durch den Preßdruck des Bindegewebes unterstützt, der nämlich bei jeder Muskelanspannung die Venenwände zusammendrückt und so das Blut in Bewegung bringt. Bei einem geschwächten oder schlaffen Bindegewebe ist aber dieser Preßdruck nur noch mäßig oder gar nicht mehr vorhanden. Die Folge: Die Venenwände können sich ausdehnen, die Venenklappen schließen nicht mehr richtig, das Blut versackt, und Krampfadern entstehen. Eine weitverbreitete Krankheit, denn in der Bundesrepublik haben jede zweite Frau und jeder vierte Mann Krampfadern.

Durch die Verlangsamung oder sogar totale Einstellung des Blutflusses in den Krampfadern kommt es zu einer Unterversorgung des umgebenden Gewebes und der Haut. Das aber führt zu offenen Stellen, Geschwüren oder sogar „offenen Beinen". Über 1,2 Millionen Menschen in Deutschland müssen sich schon mit einem „offenen Bein" (ulcus cruris) herumplagen.

Das Gefährlichste an den Krampfadern ist ihre Neigung, sich zu entzünden und die Gefahr, daß durch den verlangsamten Fluß des versackten Blutes Blutgerinnsel entstehen. Diese Gerinnsel können sich von der Gefäßwand lösen und herzwärts gespült werden, wobei sie in der Lunge zu einer Embolie, also zu einem Gefäßverschluß führen können. Diese Embolien sind so gefährlich, daß in der Bundesrepublik über 30.000 Menschen jährlich daran sterben.

Am besten ist natürlich, Sie lassen es erst gar nicht so weit kommen, sondern achten bereits auf die ersten Anzeichen von venösen Durchblutungsstörungen: Schweregefühl und Müdigkeit in den Beinen, Wadenkrämpfe, Anschwellen des Gewebes rund um die Fußknöchel oder sogar im ganzen Unterschenkelbereich, Spannungsgefühl in Füßen und Beinen. Häufig wiederkehrendes Unruhegefühl in den Beinen. Besonders gefährdet sind all jene Menschen, die zuviel und zu lange sitzen oder stundenlang stehen und vielleicht noch Übergewicht haben.

Doch auch wenn Sie bereits mit Krampfadern „gezeichnet" sind, sollten Sie das Messer des Chirurgen meiden. Die Naturheilkunde kennt nämlich auch hier bewährte Heilmethoden, die das Skalpell meistens überflüssig machen.

In meinem Buch *„Naturheilmittel gegen Durchblutungsstörungen"* (ProVital-Versand, Seibersbach) habe ich intensiv und ausführlich über die Behandlung von Venenleiden geschrieben. Nachfolgend finden Sie nun die wichtigsten Therapiemethoden.

Aderlaß statt Verödung und Venenstripping

Hinlänglich bekannt ist, daß es mit dem Veröden von Venen oder gar ihrem Entfernen (Venenstripping) möglich ist, dem kosmetischen Problem, das die Krampfadern mit sich bringen, erfolgreich zu Leibe zu rücken. Nicht kuriert werden kann damit allerdings die Veranlagung zur Bindegewebeschwäche oder die durch falsche Lebensweise oder Übergewicht ausgelöste Schädigung des Bindegewebes. Das bedeutet, daß es selbst nach erfolgreichem Venenstripping oder Venenveröden erneut zu Krampfadern kommen kann. Doch damit nicht genug. Nicht selten treten als Folge der Operation Schmerzen auf, die weitaus schwerer zu behandeln sind als die Schmerzen, die durch eine Krampfader oder durch eine Venenentzündung ausgelöst werden.

Versuchen Sie also lieber eine bewährte Alternative.

Der Microaderlaß beseitigt den Blutstau

Die Wirkung des kleinen Aderlasses, der auch Microaderlaß genannt wird, gleicht der des großen Aderlasses. Anders als beim großen Aderlaß wird hier jedoch nicht das Blut aus der Armvene abgezapft, sondern direkt aus der Gegend des Krankheitsherdes, in diesem Falle also aus der Krampfader.

Schon mit wenigen solchen Behandlungen ist es möglich, Krampfadern wieder zurückzubilden, vorhandene Entzündungen zum Abklingen zu bringen und damit möglicherweise ein offenes Bein zu verhindern.

Ergänzend können natürlich – wie bei allen Durchblutungsstörungen und entzündlichen Erkrankungen – wieder proteolytische Enzyme als Dragees eingesetzt werden.

Bewährte Methoden zur Vorbeugung und Selbstheilung

Wichtigste Vorbeugung und Selbstbehandlung bei allen Venenerkrankungen ist eine richtige Lebensweise: Vermeiden Sie Übergewicht, langes Stehen, Tragen von schweren Lasten und Übermüdung.

• Tragen Sie bequemes Schuhwerk, keine zu engen

Strümpfe oder Socken, die die Durchblutung behindern können.

- Gießen Sie Ihre Unterschenkel regelmäßig mit kaltem Wasser ab. Laufen Sie viel oder gehen Sie wenigstens regelmäßig spazieren.
- Legen Sie Ihre Beine hoch, sooft es geht. Achten Sie aber darauf, daß Sie mit der Stuhl- oder Tischkante nicht den Blutfluß abdrücken.
- Sorgen Sie dafür, daß Ihre Beine nachts höher liegen als das Becken. So kann das gestaute Blut auch nachts besser zurückfließen.
- Machen Sie regelmäßig ansteigende Kreislauf-Fußbäder nach Schiele mit den dazugehörigen ätherischen Ölen und Badezusätzen, nicht jedoch bei akuten Venenentzündungen.
- Tragen Sie Stützstrümpfe oder Stützstrumpfhosen, die aber auf jeden Fall von den Füßen bis hoch zur Leiste reichen sollten, damit nicht am Rand der Strümpfe eine Blutstauung entstehen kann.
- Machen Sie tagsüber und nachts regelmäßig kalte Quarkwickel.

Schmerzen bei arteriellen Durchblutungsstörungen

Arterielle Durchblutungsstörungen und die damit verbundenen Schmerzen werden heute immer häufiger. Schuld daran ist nicht nur der immer noch steigende Zigarettenkonsum, sondern auch das „gute Leben", also der reichliche Alkohol-, Kaffee- und Fettgenuß und der chronische Bewegungsmangel. All diese Faktoren begünstigen ein Ansteigen des Blutfettgehalts, verengen die Blutgefäße und erhöhen den Blutdruck. Die Folge davon ist eine verminderte Fließfähigkeit des Blutes, Ablagerungen an den Gefäßwänden und im letzten Stadium dann der totale Gefäßverschluß.

So sorgt die unvernünftige Lebensweise schließlich dafür, daß jeder Fünfte damit rechnen muß, an arteriellen Durchblutungsstörungen der Beine zu erkranken. Die Krankheit beginnt meist mit Schmerzen in den Beinen, vorwiegend in der Wade, die nach langem Laufen auftreten und wieder verschwinden, wenn der Patient stehenbleibt. Nach einiger Zeit aber verkürzt sich die Gehstrecke, die ohne stehenzubleiben zurückgelegt werden kann, immer mehr. Die „Schaufensterkrankheit" ist entstanden. Die Beine sind in diesem Stadium bereits blaß, kalt und auch schuppig. Etwas später treten die Schmerzen dann sogar im Ruhestadium auf und machen das nächtliche Liegen zur Qual. Über kurz oder lang entsteht so das eigentliche „Raucherbein", mit Absterben von ganzen Gewebebezirken, blauschwarzer Verfärbung des Gewebes und Geschwürbildung durch Aufbrechen der Haut. Die Geschwüre haben einen fauligen Geruch und führen im Endstadium über schwarze Verfärbung zum Absterben des betreffenden Gliedes. Hier kann meist nur noch eine Operation helfen. In allen vorherigen Stadien aber brauchen Sie nicht zu verzweifeln, sondern können sich wieder einmal mit guten

Aussichten auf Erfolg auf die Heilmethoden der Naturheilkunde verlassen. In meinem Buch „*Naturheilmittel gegen Durchblutungsstörungen*" können Sie alles darüber sehr ausführlich nachlesen. Nachstehend lernen Sie nun die wichtigsten Methoden kennen.

Ozon – das heilende Gas

Wie wirkungsvoll Ozon ist, habe ich bereits mehrfach erwähnt. Auch bei arteriellen Durchblutungsstörungen ist Ozon mit großem Erfolg einzusetzen. Wie bei Herzerkrankungen oder Erhöhung der Blutfettwerte empfiehlt sich hier ebenfalls die „große Blutwäsche" mit Ozon-Sauerstoff. Dadurch wird nicht nur der Sauerstoffanteil des Blutes deutlich verbessert, sondern es werden auch die erhöhten Cholesterinwerte verringert. Die Folge davon ist eine deutlich bessere Fließfähigkeit des Blutes und eine geringere Belastung der Gefäßwände. Besonders gefährdet sind natürlich Raucher. Wer nicht selbst vom „blauen Dunst" loskommt, dem kann in meinem ProVital Naturheilzentrum in Mainz mit der von mir entwickelten „Raucher-Sofort-Entwöhnung" geholfen werden. Diese Behandlung macht es möglich, innerhalb von einer Stunde vom Raucher zum Nichtraucher zu werden.

Bewährte Methoden zur Vorbeugung und Selbstheilung

Wie bei den meisten Erkrankungen ist auch bei der Schaufensterkrankheit oder beim Raucherbein die wichtigste Therapie die Umstellung der Lebensweise. Ernähren Sie sich gesund, am besten mit einer vitalstoffreichen Vollwertkost. Vermeiden Sie alle sichtbaren Fette, reduzieren Sie den Alkohol- und Nikotinkonsum oder verzichten Sie besser ganz darauf.

- Trinken Sie viel, denn durch ausreichende Flüssig-keitszufuhr von zwei bis drei Litern täglich ver-dünnen Sie Ihr Blut.
- Essen Sie viel Knoblauch. Er wirkt nicht nur desin-fizierend bei Infektionen, sondern senkt auch die Blutfettwerte und verbessert die Durchblutung.
- Machen Sie auch zu Hause regelmäßig anstei-gende Fußbäder, am besten mit der Schiele-Kreislauf-Badewanne und den dazugehörenden, krankheitsspezifischen Badezusätzen und ätheri-schen Ölen. Näheres erfahren Sie beim ProVital-Versand (www. provital-shop.de).
- Nehmen Sie Präparate mit Ginkgo-Biloba-Extrakt ein. Die Wirkstoffe der Blätter des Ginkgo-Bau-mes verbessern die Fließfähigkeit des Blutes und Sauerstoffaufnahme der Gefäße.
- Nehmen Sie außerdem proteolytische Enzyme ein. Sie verdünnen das Blut, bekämpfen Entzün-dungen und beseitigen kleine Blutgerinnsel.
- Sorgen Sie für ausreichend Bewegung. Laufen Sie viel, fahren Sie Fahrrad. Wenn Sie dazu keine Gele-genheit haben (oder einfach zu faul sind), legen Sie sich ein Gerät zur elektrischen Muskelstimulation (*EMS*) zu. Bewährt hat sich hier z. B. das *ems 1200* der Firma *promed*, das Sie für 129,50 Euro im Fach-handel bzw. beim ProVital-Versand (Seibersbach) erhalten können. Das *promed EMS*-Gerät löst über die am Körper angelegten Elektroden Muskelkon-traktionen aus. Durch das schnelle Zusammenziehen und Entspannen der Muskeln wird ein hervorragen-der Trainingseffekt erreicht, der auch den Bluttrans-port in den Blutgefäßen verbessert. Darüber hinaus kann das Gerät zum allgemeinen Muskelaufbau ein-gesetzt werden und trägt auch zur Verbesserung der Beweglichkeit von Gelenken bei.

Narbenschmerzen

Schon im Kapitel über Kopfschmerzen habe ich Ihnen berichtet, daß Narben als Störfeld wirken und Schmerzreaktionen in von den Narben fernen Körperteilen auslösen können. Nicht selten ist es aber auch die Narbe selbst, die den Betroffenen große Schmerzen bereitet. Ganz besonders gilt das für Amputationsnarben, die nach der Amputation von Gliedmaßen zurückbleiben. Dabei spielt es überhaupt keine Rolle, ob es sich um Kriegsverletzungen, Folgen von Unfällen oder Krankheiten handelt. Auch das im vorherigen Kapitel beschriebene Raucherbein zwingt leider mitunter zur Amputation des betreffenden Fußes oder ganzen Unterschenkels und hat dann oft den gefürchteten Phantomschmerz zur Folge. Das Besondere daran ist, daß der Phantomschmerz in einem Glied verspürt wird, das gar nicht mehr vorhanden ist. Um so schwieriger ist die Behandlung. Doch nicht nur Amputationsnarben stellen den Behandler oftmals vor eine schwere Probe. Auch Narben, die nach einfachen Eingriffen wie zum Beispiel einer Blinddarmoperation, zurückbleiben, bereiten oft stärkste Schmerzen. Doch bleiben wir zunächst beim Phantomschmerz.

Auch hier kommt wieder die Neuraltherapie zu ihrem Recht. In meiner nunmehr über 30jährigen Praxiserfahrung bei der Behandlung mit Amputationsstümpfen fand ich heraus, daß *Procain*-Injektionen, die mit einer hauchdünnen Injektionskanüle oberflächlich um die Amputationsnarbe am Stumpf so gesetzt werden, daß sich das Narbengewebe aufbläht, schon oft sofort eine deutliche Schmerzlinderung bringen. Im Normalfall ergänze ich dann diese oberflächliche Behandlung mit einer Injektion in die Tiefe des Gewebes, wozu eine spezielle, lange Injektionsnadel verwendet wird. Hier werden dann fühlbare Narbenverhärtungen oder Knoten mit dem *Procain* angespritzt bzw. unterflutet.

Die anfänglich etwas schmerzhafte Prozedur bringt durch die schmerzstillende Wirkung des *Procains* sehr schnell eine deutliche Linderung bzw. Beseitigung der vorhandenen Schmerzen. Da das *Procain* aber auch entzündungshemmend wirkt und zusätzlich noch mit passenden homöopathischen Wirkstoffen ergänzt werden kann, lösen sich allmählich auch die vorhandenen Knoten im Amputationsbereich auf, und der Druck auf die Nerven wird geringer. Besonders bewährt hat sich hier als ergänzendes Injektionsmittel zum *Procain* das homöopathische Mittel *Graphites* (Reisblei). Von *Graphites* ist bekannt, das es insbesondere auf Narbengewebe einen erweichenden und schmerzlindernden Einfluß ausübt. Zusätzlich zur Injektion kann der Patient *Graphites* auch noch als Salbe anwenden. Schon bald wird er dann feststellen, daß die Schmerzen nachlassen und oftmals auch ganz verschwinden.

Weitaus häufiger als die Schmerzen an Amputationsstümpfen sind Narbenschmerzen, die durch Verhärtungen oder Verwachsungen direkt an der Narbe entstehen. Je tiefer diese ist, desto eher besteht die Gefahr solcher Narbenschmerzen.

Narben nach oberflächlichen Wunden machen nur selten Beschwerden, Narben nach Operationen, Knochenbrüchen, größeren Verletzungen oder – wie schon geschildert – Amputationen jedoch häufiger.

Auch hier hilft wieder die Neuraltherapie. Schnelle Schmerzlinderung bei tieferliegenden Narbenverwachsungen können neuraltherapeutische Injektionen mit *Procain* in das verhärtete Narbengewebe bewirken. Die Beimischung homöopathischer Mittel wie zum Beispiel *Graphites* sorgt zusammen mit dem *Procain* nicht nur für eine noch schnellere Schmerzlinderung, sondern auch nach und nach für eine Erweichung des verhärteten, tieferliegenden Narbengewebes, die Spannung läßt nach, und das Gewebe kann wieder normal beansprucht werden.

Bewährte Methoden zur Vorbeugung und Selbstheilung

- Bei allen frischen Narben sollten Sie unbedingt darauf achten, dem sich neubildenden Gewebe genug Feuchtigkeit zuzuführen. Verwenden Sie deshalb spezielle Narbensalben, die Ihnen ein biologisch arbeitender Hautarzt verschreiben kann.
- Auch *Graphites* ist in Salbenform erhältlich. Bei langfristiger Anwendung führt es zu einer Erweichung des Narbengewebes und zu einer natürlichen und kosmetisch einwandfreien Ausheilung.
- Ähnlich wie *Graphites* hat auch die biochemische Salbe aus Calcium fluoratum (Kalziumfluorid) eine regenerierende Wirkung auf das Narbengewebe.
- Auch hier können Sie wieder ein *TENS*-Gerät wie zum Beispiel das *promed 1000 s* oder *digi 2000* einsetzen, da diese Therapie bei Narbenschmerzen ebenfalls erfolgreich sein kann, wenn die Elektroden an den richtigen Stellen plaziert werden. Die speziellen Ströme dieser Geräte blockieren die Schmerzleitung und führen so zu einer Schmerzlinderung.

Schmerzen im Rücken, in Armen und Beinen

Neuralgien

Neuralgien sind medizinisch nur schwer einzuordnen. Der Begriff „Neuralgie" bezeichnet eigentlich nur einen Nervenschmerz. Doch es ist oftmals nicht leicht, diesen Nervenschmerz von rheumatischen Schmerzen zu trennen. Beide haben nämlich in vielen Fällen die gleichen Ursachen.

Nervenschmerzen können an jeder Stelle des Körpers auftreten, sie beschränken sich dabei aber auf ein ganz bestimmtes Nervengebiet, also zum Beispiel den Beinnerv (Ischiasnerv), den Armnerv (Brachialisnerv), den Gesichtsnerv (Trigeminusnerv) oder die Zwischenrippennerven (Intercostalnerven).

Häufig sind Nervenschmerzen die Vorboten einer Nervenentzündung, die dann eigentlich schon wieder in den Bereich der rheumatischen Schmerzen hineingehört. Wissenschaftler nehmen heute sogar an, daß den meisten Nervenschmerzen schon organische Entzündungsvorgänge zugrunde liegen. Schuld daran können zum Beispiel Herdinfektionen sein, also erkrankte Mandeln, Zähne oder entzündete Nebenhöhlen. Aber auch Temperaturreize und Allergien kommen in Frage. Nicht zu vergessen sind auch psychisch-vegetative Störungen, die sich sehr häufig in Nervenschmerzen ausdrücken. Im Volksmund heißt es nicht von ungefähr: „Das geht mir auf die Nerven." Denn was einem sprichwörtlich auf den „Nerv geht", muß natürlich schmerzen.

Schmerzauslöser Wirbelsäule

An dieser Stelle möchte ich zunächst darauf hinweisen, daß ich mich in meinem Buch *„Endlich schmerzfrei Band 1 – Rheuma"* (Autis-Verlag) ausführlich mit Erkrankungen des rheumatischen Formenkreises, also der Muskeln, Sehnen, Bänder, Gelenke, Nerven und Wirbelsäule, befaßt habe. Wegen Platzmangels kann ich diese Thematik im vorliegenden Buch deshalb nur kurz streifen.

In meiner nunmehr über 30jährigen Praxistätigkeit, die zum großen Teil der Behandlung schmerzhafter Erkrankungen gewidmet war und ist, hat sich deutlich gezeigt, daß gerade bei Neuralgien in den Armen und Beinen meist eine viel subtilere Störung die tatsächliche Ursache für die vorhandenen Schmerzen ist: nämlich die Wirbelsäule. Verschiebungen der Wirbel oder auch Abnutzungen der Bandscheiben führen oftmals zum Einklemmen der an der Wirbelsäule austretenden Nerven, bewirken dadurch eine chronische Nervenreizung und lösen so Schmerzen aus. Besser als Operationen sind auch hier wieder die naturheilkundlichen Behandlungsmethoden zur Beseitigung des Übels, also die Chiropraktik zur Begradigung der Wirbelsäule und homöopathische Injektionen zum Aufbau des degenerierten Bandscheiben-Bindegewebes. Ausschlaggebend für die Beschwerden ist der Sitz der Schädigung an der Wirbelsäule. Schädigungen im oberen Bereich der Halswirbelsäule lassen die schon erwähnten Kopfschmerzen im Hinterkopfbereich auftreten. Manchmal führen sie auch zu migräneartigen Kopfschmerzen.

Schädigungen im mittleren oder unteren Bereich der Halswirbelsäule dagegen führen zu ausstrahlenden Schmerzen in den Armen und in der Herzgegend. Zusätzlich treten dann auch sehr häufig Schmerzen in den Muskeln und dem Nacken- und Schulterbereich auf, da die gereizten Nerven, die aus der erkrankten Halswirbelsäule „entspringen", auch diese Gebiete versorgen. Zusätzlich zu den Schmerzen in den Armen kommt es nicht selten auch zu Taubheitsgefühlen im Bereich der Arme, Hände und Finger, wobei oftmals ein „pelziges Gefühl" angegeben wurde. Sitzen die Störungen der Wirbelsäule etwas tiefer, also im Bereich der Brustwirbelsäule, dann machen sie sich beim Patienten nicht selten als „Interkostalneuralgie" bemerkbar, über die ich ja bereits ausführlich im Kapitel über Herzschmerzen geschrieben habe.

Sitzen die Störungen der Wirbelsäule noch weiter unten, treten sehr häufig Beschwerden im Bauchbereich auf. Mancher Magen- oder Darmschmerz, manche Gallen- oder Nierenkolik erwies sich dann als eine Neuralgie, die durch krankhafte Veränderungen der mittleren oder unteren Wirbelsäule ausgelöst worden war.

Sitzen die Veränderungen der Wirbelsäule noch tiefer, also im Bereich des Kreuzes, führen sie nicht selten zu Nervenschmerzen im Bereich der Hüfte, der Blase, des Unterleibs und natürlich der Beine. Die hier auftretende Ischiasneuralgie, also die schmerzhafte Reizung des Ischiasnerves, die hauptsächlich durch die Veränderung der Lendenwirbelsäule ausgelöst wird, ist sicherlich den meisten von Ihnen in unangenehmer Erinnerung.

Nicht immer muß es jedoch zu den ausstrahlenden Schmerzen in die Beine kommen, also zur Ischiasneuralgie. Viel häufiger ist eine äußerst schmerzhafte Erkrankung im Bereich der Lendenwirbelsäule, der „Hexenschuß". Der sehr heftige, plötzlich auftretende bohrende Schmerz, den dieser Hexenschuß – der medizinisch Lumbago genannt wird – verursacht, beginnt im Lendenbereich und strahlt dann auf den gesamten unteren Rücken aus. Der Schmerz sitzt mal im oberen Bereich der Lendenwirbelsäule, mal im unteren. Wenn er höher sitzt, kann es durchaus passieren, daß er die Atmung behindert, da jeder tiefe Atemzug zu einem stechenden Schmerz im Rücken und in der Brust führt.

Sitzt er dagegen im unteren Bereich, strahlt er meistens in den Po oder in die Hüfte bzw. in die Oberschenkel aus. Das Opfer des Hexenschusses spürt oftmals peitschenartige Schmerzen, die wie durch elektrische Schläge zu einer plötzlichen Bewegungslähmung oder totalen Haltlosigkeit der Muskulatur und damit zum Sturz führen können.

Die häufigsten Ursachen für diesen Hexenschuß sind eine massive Verkrampfung der Rückenmuskulatur, eine Entzündung an den Wirbelgelenken oder auch Ablagerungen von Harnsäurekristallen.

Es kann auch zu einem Bandscheibenvorfall kommen, der dann einer besonders vorsichtigen und gezielten Behandlung bedarf. So können z. B. neuraltherapeutische Injektionen direkt in die umgebenden Gewebebereiche des Bandscheibenvorfalls injiziert werden, die die Durchblutung in diesem Abschnitt wieder so verbessern, daß der Vorfall sich allmählich selbst zurückbildet.

Weitere Ursachen für Rückenschmerzen und neuralgische Beschwerden sind Haltungsfehler oder auch unnatürliche Bewegungsabläufe. Sie führen früher oder später zu Verkrampfungen in der Muskulatur, die wieder in weiter entfernt liegenden Organen oder in den Extremitäten zu Beschwerden führen. Außerdem wird durch die Verkrampfung auch die Durchblutung beeinträchtigt, was dann das Funktionieren der inneren Organe stören und auch wieder zu den bereits erwähnten Schmerzen im Bauchbereich führen kann.

Bechterew – der „besondere Rückenschmerz"

Diese Erkrankung befällt vor allem jüngere Männer zwischen dem zwanzigsten und dreißigsten Lebensjahr. Unter ungünstigen Umständen läßt sie dann bis ans Lebensende nicht mehr los. Was nämlich anfangs als Rückenschmerzen begonnen hatte, kann sich dann bis zu hochgradiger Verkrüppelung der Wirbelsäule mit Beugehaltung, Versteifung der Hüftgelenke und Atmungsbeschwerden entwickeln. Immerhin muß jeder vierte Bechterewkranke dieses Endstadium „erleiden". Um so wichtiger ist es, die frühen Warnzeichen einer Bechterewschen Erkrankung zu beachten.

Schon sehr früh kündigt sich nämlich die Krankheit durch ein allgemeines Abgeschlagenheitsgefühl oder durch Müdigkeit an. Danach treten dann in erster Linie Rückenschmerzen im Kreuzbereich und häufig wiederkehrende Ischiasbeschwerden auf. Hinzu gesellen sich Fersenschmerzen, eine chronische Steifheit in der Lendenwirbelsäule und der sogenannte Nachtschmerz, der sich besonders in der zweiten Nachthälfte im unteren Rücken bemerkbar macht. Meistens zwingt er die Betroffenen dazu, morgens schon sehr früh aufzustehen, da sie vor Schmerzen nicht mehr liegen können.

Erst in einem späteren Stadium werden die Symptome eindeutiger. Dann kommt es zu mehr oder weniger stark verlaufenden Entzündungen der Wirbelsäulengelenke. Dieser Entzündungsprozeß führt schließlich zu einer Schrumpfung des Bindegewebes, vor allem der Gelenkkapsel und deren Umgebung. Dabei aber schrumpfen auch die Bänder, die die Wirbelsäule halten. Das führt zu Verspannungen und zu einer ersten Steifhaltung des Rückens. Nach und nach werden alle Wirbelsäulengelenke durch Verknöcherung der Gelenkkapsel und der Gelenkbänder unbeweglich. Die Wirbelsäule wird immer steifer. Als Folge dieser Versteifung kann es dann zu der vornübergebeugten „Greisenhaltung" oder auch zu einer „Besenstielhaltung", also zum absolut geraden Rücken, kommen.

Wird die Krankheit immer noch nicht erkannt und gezielt behandelt, verläuft sie schubweise. Es kommt allmählich zur totalen Versteifung der Wirbelsäule und der Sakralgelenke, wobei die Versteifung von der Lendenwirbelsäule über die Brust auch auf die Halswirbelsäule übergreift. In über sechzig Prozent aller Fälle werden in diesem Stadium auch andere Gelenke mitbeteiligt. So können dann Schmerzen in den Hüftgelenken auftreten, in den Knie- oder Schultergelenken oder auch in den Ellbogen- oder Handgelenken. Meistens entwickelt sich hier eine Arthritis, also eine Gelenkentzündung.

So weit sollte es niemand kommen lassen. Rechtzeitige Kontrollen ermöglichen eine rechtzeitige Therapie. Am sichersten ist dafür die Labordiagnostik. So findet sich bei einem Bechterew fast immer eine erhöhte Blutkörperchen-Senkungsgeschwindigkeit (Blutsenkung). Außerdem ist die Elektrophorese, also das Blut-Eiweiß-Bild, entzündungstypisch verändert. Endgültige Sicherheit bringt dann die Ermittlung des sogenannten HLA-B-27-Blutwerts. Hierbei handelt es sich um ein Erbmerkmal, das bei Bechterew-Kranken immer in signifikanter Häufigkeit auftritt.

Erst im späteren Stadium, wenn die Veränderungen an der Wirbelsäule bereits Fortschritte gemacht haben, läßt sich die Krankheit auch durch Röntgenbefunde nachweisen. Doch was ist zu tun, wenn tatsächlich eine Bechterewsche Erkrankung festgestellt wird?

Seitens der Schulmedizin werden nun sehr gerne cortisonhaltige Mittel zur Behandlung verwendet. Sie bringen zwar eine schnelle Schmerzlinderung, haben aber doch sehr viele Nebenwirkungen. Außerdem sind sie nicht dazu geeignet, die Krankheit an der Wurzel zu beseitigen, sondern sie können lediglich die Symptome lindern. Nach Absetzen dieses Arzneimittels treten nämlich die Rückenschmerzen erneut wieder auf. Mitunter gesellen sich noch die durch die Nebenwirkungen der Cortison-Präparate eingehandelten Krankheiten dazu.

Erfolgversprechender ist hier wieder einmal die Naturheilkunde, die nicht nur mit sanfteren Methoden zum Erfolg kommt, sondern auch keine Nebenwirkungen hat und durch die Behandlung des Grundleidens durchaus in der Lage ist, die Krankheit dauerhaft zum

Verschwinden zu bringen. Dazu gehören zum Beispiel das blutige oder unblutige Schröpfen, das Cantharidenpflaster oder auch das Baunscheidtieren rechts und links entlang der Wirbelsäule. Sinn dieser ausleitenden Heilverfahren ist es, im Gewebe angesammelte Schlackstoffe abzuziehen, um damit die vorhandenen Entzündungen und deren Abbauprodukte nach außen über die Haut abzuleiten. Gleichzeitig aber wird durch die dadurch erreichte verstärkte Durchblutung ein größeres Maß an Nährstoffen an die behandelten Wirbelsäulenabschnitte herangeführt. Zu diesen Methoden werde ich nachstehend noch ausführlich Stellung nehmen.

Als Ergänzung zu den ausleitenden Heilverfahren bietet sich der große Aderlaß an, durch den der Körper zur Bildung neuen und gesunden Blutes veranlaßt wird. Natürlich sind auch Kneippsche Anwendungen sehr wirkungsvoll. Sie wirken nicht nur schmerzlindernd, sondern sie lockern auch die verspannte Muskulatur.

Sowohl in der Praxis als auch für die Therapie zu Hause ist der Einsatz des pulsierenden Magnetfeldes sehr empfehlenswert. Geräte für die Heimbehandlung erhalten Sie über den ProVital-Versand, 55444 Seibersbach (www.provital-shop.de).

Sehr wirkungsvoll gegen die Entzündung und zur Unterstützung der Regeneration sind natürlich auch Bestrahlungen mit dem Infrarot-A-Tiefenstrahler, die ebenfalls beim ProVital-Versand erhältlich sind.

Besonders wirkungsvoll ist das Setzen von „Arzneimitteldepots", indem rechts und links entlang der Wirbelsäule Quaddeln in die Haut gespritzt werden. Je nach Wahl der dafür verwendeten homöopathischen Arzneimittel wirkt diese Therapie nicht nur umstimmend, entzündungshemmend und regenerierend, sondern regt auch in verstärktem Maße die Selbstheilungskräfte des Körpers an. Diese überaus erfolgreiche Therapie – von mir als „Injekto-Homöopathie" bezeichnet – konnte ich vor einigen Jahren schon bei Ilona Christen in einer

RTL-Fernsehsendung vorstellen. Sie fand großen An-
klang und wird mittlerweile in verschiedenen Praxen
durchgeführt.

Für die häusliche Daueranwendung bei Tag und Nacht
hat sich auch beim Bechterew die *TENS*-Anwendung
bewährt, die eine nebenwirkungsfreie, mobile Elektrotherapie darstellt und sehr schnell zu einer Schmerzlinderung führen kann.

Auch die *Medipolan* Pads (siehe dort) für den Rücken
und die Wirbelsäule können durch die permanente Verabreichung von geringsten Heilströmen zur Schmerzlinderung oder gar Schmerzbeseitigung beitragen.

Erfolgreiche Therapien bei Schmerzen im Rücken, in Armen und Beinen

Die Auswahl der naturheilkundlichen Behandlungsmethoden bei Rücken-, Arm- oder Beinschmerzen richtet
sich natürlich nach den Ursachen. Da allerdings meistens mehrere Ursachen ineinander greifen und schlecht
zu trennen sind, müssen in der Regel auch mehrere naturheilkundliche Behandlungsmethoden miteinander
kombiniert werden.

Wie bei fast allen Beschwerden ist für mich auch hier
die Homöopathie die wohl wichtigste Behandlungsmethode. Homöopathische Mittel werden deshalb im
meinen Praxen bei Schmerzen im Rücken, in Armen und
Beinen sowohl als Injektionen als auch als Tropfen oder
Tabletten zur häuslichen Anwendung eingesetzt.

Mit Homöopathie gegen Entzündungen und Abnutzungen

Natürlich richtet sich die Auswahl der homöopathischen Mittel immer nach dem Beschwerdebild des jeweiligen Patienten. In der Praxis hat sich jedoch gezeigt, daß auch homöopathische Komplexmittel immer wieder sehr wirkungsvoll sind, sofern ihre Zusammensetzung paßt. In diesen Fällen sind homöopathische Komplexmittel dann nachgewiesenermaßen genauso wirkungsvoll oder sogar noch wirkungsvoller wie Hydrokortison-Präparate oder das Schmerzmittel *Diclofenac*. Der Vorteil der homöopathischen Mittel ist dabei aber allemal, daß sie keinerlei Nebenwirkungen haben und so nahezu unbedenklich bei jedem Patienten eingesetzt werden können.

So haben sich in meinen Praxen z. B. bei Rücken- und Gelenkbeschwerden, egal, ob sie entzündlicher oder degenerativer Natur waren, Injektionen mit dem homöopathischen Komplexmittel *Rheuma Echtroplex* bewährt, das in Schmerz- oder Akupunkturpunkte injiziert wird. Die Injektionen werden dabei 2–4 mal pro Woche durchgeführt.

Für die Einnahme zu Hause verordne ich meinen Patienten als Ergänzung zur Therapie in der Praxis das bewährte homöopathische Komlexmittel *Araniforce forte*, das in Apotheken als Tropfen erhältlich ist. Es enthält pflanzliche Urtinkturen und homöopathische Tiefpotenzen wie Beinwell, Frauenmantel, Schachtelhalm und Kalciumsalze, die Entzündungen in den Gelenken hemmen und gleichzeitig die Ausscheidung von Stoffwechselgiften über die Niere fördern, die das Stütz- und Bindegewebe beeinträchtigen würden. Das Präparat schmiert so die Gelenkknorpel und wirkt zugleich entzündungshemmend. Dadurch wird natürlich auch die Beweglichkeit gefördert.

So konnten in einer Praxisstudie bei 62 Patienten mit

degenerativen Erkrankungen des Bewegungsapparates, also Abnutzungen an Hüften, Knie und Bandscheiben, im Verlaufe der dreimonatigen Behandlung mit *Araniforce forte* festgestellt werden, daß bei 79 % der Patienten deutlich weniger Schmerzen und bei 80 % der Patienten eine bessere Beweglichkeit zu verzeichnen waren. Die Verträglichkeit des Präparates war dabei hervorragend, denn bei keinem der Patienten traten Beschwerden im Magen-Darm-Bereich auf.

Mittlerweile ist das Präparat seit über 35 Jahren im Handel und es konnten bisher weder Nebenwirkungen noch Wechselwirkungen festgestellt werden. Das ist ein Vorteil, den die nebenwirkungsreichen schulmedizinischen Chemiepräparate niemals für sich in Anspruch nehmen können.

Chiropraktik rückt die Wirbel wieder gerade

Schon beim Thema Kopfschmerzen habe ich ausführlich über die Chiropraktik berichtet. Selbstverständlich ist sie aber nicht nur für die Halswirbelsäule, sondern auch für die Brust- und Lendenwirbelsäule wichtig, um verschobene Wirbelkörper wieder zu justieren.

Schröpfen und Baunscheidtieren entgiften das Gewebe

Nicht nur zur Ergänzung der chiropraktischen Maßnahmen, sondern bei allen Verspannungen, Entzündungen oder entzündlichen Veränderungen im Bereich der Wirbelsäule und den sie umgebenden Muskeln haben sich das blutige und unblutige Schröpfen und das Baunscheidtieren als entgiftende und durchblutungsfördernde Maßnahmen hervorragend bewährt.

Das Baunscheidtieren

Es ist schon lange bekannt, daß die Haut nicht nur ein wichtiger Schutzmantel unseres Körpers ist, sondern daß sie einen ganz wesentlichen Beitrag bei der Ausscheidung von Giftstoffen leistet. Zu dieser Erkenntnis kam auch Carl Baunscheidt (1809–1873). Der gewitzte Mechaniker entwickelte seinerzeit ein Gerät, das er „Lebenswecker" nannte und das aus einer eurostückgroßen Metallplatte besteht, in der etwa 30 Nadeln befestigt werden. Mit einer Spiralfederkonstruktion ist es nun möglich, dieses Nadelkissen mit genau einstellbarer Stichtiefe in die Haut hineinschnellen zu lassen. Die Verletzungen der Haut sind dabei so gering, daß es noch nicht einmal zu Blutungen kommt. Trotzdem können durch diese kleinen Einstiche schon Stoffwechselschlacken aus dem Blut abgesondert werden. Die Folge davon ist, daß das unter diesen Einstichen liegende Gewebe gründlich gereinigt wird. Unterstützen läßt sich dieser Effekt noch dadurch, daß die Haut zusätzlich mit dem ebenfalls von Carl Baunscheidt entwickelten „Baunscheidtöl" oder einem anderen Hautreizöl eingerieben wird. Je nach Intensität dieses Hautreizöles kommt es dann zu Rötungen oder mitunter auch zur Pustelbildung mit Eiterabsonderung. Dieser künstliche Hautausschlag sorgt so dafür, daß der Körper eine Vielzahl von Giftstoffen aus dem Muskelgewebe über die Haut ableiten kann. Nicht zuletzt hat diese Hautreizung aber auch noch eine heilende Wirkung auf erkrankte innere Organe oder Sehnen und Gelenke. Das Baunscheidtieren der Haut löst nämlich eine Reflexwirkung aus, die nicht nur die Entgiftung verbessert, sondern über bestimmte Reflexwege auch noch die Durchblutung tieferliegender Gewebsschichten oder Organe verbessert und damit die Heilung beschleunigt. Besonders erfreulich ist, daß Sie den Baunscheidtschen Lebenswecker problemlos auch alleine zu Hause bei sich selbst oder bei Ihren Familienangehörigen einsetzen können. Alles, was Sie dazu benötigen, ist der Original „*Baunscheidtsche Lebenswecker*", den Sie im Fachhandel bekommen. Über Öle, die Sie für die Hautreizbehandlung nach dem Baunscheidtieren einreiben können, wird man Sie gerne in Ihrer Apotheke beraten.

Das Schröpfen

Ähnlich wie beim Baunscheidtieren wird auch beim Schröpfen das Gewebe von Giftstoffen befreit und eine verstärkte Durchblutung erreicht. Beim Schröpfen gibt es zwei Methoden: das blutige und das unblutige Schröpfen. Die Technik ist bei beiden jedoch annähernd gleich. Bei beiden Methoden wird eine Glasglocke auf die Haut gesetzt, in der durch das Verbrennen eines Wattebausches ein Unterdruck erzeugt wird, die Glocke saugt sich auf der Haut fest. So fließt verstärkt Blut in die kleinen Adern der Haut, und es entstehen manchmal sogar Blutergüsse. Dieser starke Reiz führt zu einer Umstimmung erkrankter, tiefer im Körper gelegener Gewebebereiche und wirkt schmerzlindernd. Beim blutigen Schröpfen wird vor dem Aufsetzen der Schröpfglocke mit einem sogenannten Schröpfschnepper die Haut leicht eingeritzt, so daß dann anschließend, wenn die Schröpfglocke sich angesaugt hat, Blut aus der Haut austritt.

Beide Therapien haben eine allgemein reinigende Wirkung für den gesamten Körper und seine Organe. Es werden verstärkt Giftstoffe aus den erkrankten und mit Schlacken vollgeladenen Gewebebezirken herausgesaugt. Aus diesem Grund ist auch diese Therapie bei allen entzündlich-rheumatischen Erkrankungen der Wirbelsäule oder der Gelenke mit gutem Erfolg einzusetzen. Schröpfglocken verschiedenster Größe erhalten Sie ebenfalls im Fachhandel. Das blutige Schröpfen sollte jedoch der Fachmann durchführen.

Potenzierte Organextrakte regenerieren die abgenutzten Bandscheiben und verbessern die Knochenstruktur

Schon oft war die Rede davon, daß homöopathisch aufbereitete Pflanzen- oder Organsubstanzen abgenutzte oder verbrauchte Zellen regenerieren können. Gilt bei der Homöopathie ansonsten der Grundsatz, daß „Ähnliches durch ähnliches geheilt wird", so lautet er bei der homöopathischen „Organtherapie": „Gleiches heilt gleiches".

Die Anwendung ist sehr einfach. Die homöopathisierten Präparate werden entsprechend dem degenerierten Organbereich ausgewählt. Wer also an abgenutzten Bandscheiben oder brüchig gewordenen Wirbelkörpern leidet, bekommt zweckmäßigerweise vom Behandler rechts und links entlang der Wirbelsäule Injektionen mit homöopathisch aufbereiteten Organpräparaten aus Bandscheibengewebe und Knochensubstanz. Aus den dabei gesetzten „Arzneidepots" saugen die abgenutzten Bandscheiben und Wirbel die für sie wichtigen Substanzen heraus und lagern sie in ihr eigenes Gewebe ein.

Die Folge dieser Behandlung ist, daß der Alterungsprozeß des Menschen verlangsamt wird und schwer geschädigte Organe sich wieder regenerieren können. Wie erfolgreich diese Methode bei allen abnutzungsbedingten Gelenk- oder Wirbelsäulenerkrankungen ist, hat sich in meinen Praxen schon seit Jahren immer wieder deutlich erwiesen. Selbst schwerste Wirbelsäulen- oder Gelenkleiden wurden durch die von mir speziell für den jeweiligen Patienten zusammengestellten homöopathischen Organpräparate wesentlich gebessert. Nicht selten konnte sogar eine völlige und dauerhafte Beschwerdefreiheit beim Patienten erreicht werden.

Osteoporose – Erfolgsmethoden gegen den „Schrecken der Wechseljahre"

Bei Frauen wird das Risiko für Rückenschmerzen und Neuralgien in Armen und Beinen noch durch eine andere Krankheit deutlich gesteigert: die Osteoporose. Dabei handelt es sich um einen Schwund der knöchernen Gerüstsubstanz, der den Knochen schließlich porös werden läßt. Diese Krankheit ist zum Teil hormonell bedingt und tritt bei Frauen verstärkt in den Wechseljahren auf. Als Therapie oder auch zur Vorbeugung gegen diese Krankheit werden deshalb von der Schulmedizin Hormone in Form von Tabletten oder den mittlerweile in Mode gekommenen Hormonpflastern eingesetzt. Da hierbei aber Nebenwirkungen – von Spannungsgefühlen in der Brust bis hin zu Kopfschmerzen – auftreten können, sollten Sie sich den Einsatz dieser Hormone gut überlegen.

Besser ist eine gezielte, naturheilkundliche Therapie unter Verwendung von pflanzlichen, hormonaktivierenden Präparaten, wie sie z. B. im Mönchspfeffer (*Agnus Castus*) enthalten sind. Ungefährlicher als Hormonpräparate sind auch die gerade erwähnten Injektionen mit knochenaufbauenden, homöopathischen Pflanzen- oder Organextrakten, die rechts und links entlang der Wirbelsäule unter die Haut gegeben werden. Diese besondere Form der schon beschriebenen „Injekto-Homöopathie" wurde von mir speziell für meine Patienten entwickelt. Es werden dabei für jeden einzelnen Patienten von mir individuell zusammengestellte Präparatemischungen aus homöopathischen Einzel- und Komplexmitteln sowie pflanzlich-biologische Heilmittel verwendet. Diese „Arzneimitteldepots" werden vom Körper langsam aufgesaugt und verbessern damit die Knochenstruktur. Als Ergänzung zu dieser Therapie haben sich auch Injektionen mit den Organ-Frisch-Extrakten bestens bewährt. In Frage kommt hier vor allen Dingen Milz-Frisch-Extrakt, da die Milz eine der wichtigsten Drüsen unseres Körpers zur Aktivierung der körpereigenen Hormone ist. So gilt die Milz nicht nur als Stätte der Immunabwehr, sondern sorgt auch u. a. dafür, daß männliche und weibliche Sexualhormone (z. B. Testosteron oder Östrogen) auch nach dem 40. Lebensjahr noch wirksam bleiben.

Ein Mangel an diesen Hormonen führt zu vielfältigen Befindlichkeitsstörungen, wie z. B. Konzentrationsmangel, Antriebsschwäche, Leistungsabfall, Schlafstörungen, Müdigkeit, Depressionen, Schwindel, Gereiztheit, Nervosität, Schweißausbrüchen, Hitzewallungen, Infektanfälligkeit, Herz-Kreislauf-Beschwerden, Psychosen und Verlust der „Liebeslust" bis hin zur Impotenz.

Zu den Folgen eines rückläufigen Östrogenspiegels bei der Frau gehört aber auch die Osteoporose. Was also liegt nun näher, als dem Körper an Stelle künstlicher Hormone das zuzuführen, was die natürliche Hormonproduktion anregt? Und da die Milz für die Aktivierung der körpereigenen Hormone mit verantwortlich ist, ist sie es, deren Tätigkeit angeregt werden muß. Das aber kann problemlos mit Milz-Frisch-Extrakt erreicht werden, da damit dem Körper die natürlichen Wirkstoffe der Milz, die Milzpeptide, zugeführt werden. Diese Milzpeptide regen ermüdete Hormondrüsen zu verstärkter Tätigkeit an, mobilisieren Zell-Enzyme und steigern so die Produktion der körpereigenen Hormone. Das Ergebnis ist dann eine Stärkung der seelischen und körperlichen Kräfte, eine Verbesserung der Sauerstoffversorgung des Gewebes und damit auch eine Vorbeugung gegen Arteriosklerose und Herzinfarkt. Durch die Aktivierung der körpereigenen Östrogene bewirkt Milz-Frisch-Extrakt aber auch eine direkte Verbesserung des Knochenstoffwechsels, so daß damit einer Osteoporose vorgebeugt bzw. eine schon vorhandene Osteoporose wieder gebessert werden kann.

Wichtig ist allerdings auch hier, daß der frische Milzextrakt verwendet wird, denn ebenso wie beim Thymus-Frisch-Extrakt bietet nur der frische Milzextrakt die optimale Wirkung.

Neuraltherapie

Wie bei allen schmerzhaften Erkrankungen können auch bei Schmerzen der Wirbelsäule, der Arme oder Beine neuraltherapeutische Injektionen eine schnelle Schmerzfreiheit bringen. Eine Spritze mit *Procain* oder einem anderen neuraltherapeutischen Medikament in dem Bereich der Schmerzzonen der Wirbelsäule gesetzt, hilft, die gestaute Energie wieder zum Fließen zu bringen, Verkrampfungen zu lösen, die erschwerte Durchblutung wieder in Gang zu bringen und dadurch Schmerzen zu lindern. Werden diese Injektionen zusätzlich noch in das zum erkrankten Bereich der Wirbelsäule gehörende Rückensegment gegeben, lassen sich damit auch Neuralgien gut beeinflussen, die in die Arme oder Beine ausstrahlen.

TENS zur häuslichen Schmerzausschaltung

Anders als die Schmerzbehandlung mit Nadeln und Spritzen läßt sich die Therapie mit *TENS* auch zu Hause von jedem problemlos durchführen. Unter der Bezeichnung *TENS* wird die transcutane elektrische Nervenstimulation als eine Stimulation von Nervenenden über einen Hautreiz verstanden. Besonders in den USA hat sich diese Behandlung zur Schmerzlinderung durchgesetzt. Hierfür werden kurze elektrische Impulse durch Elektrodenplatten, die in unmittelbarer Nähe der Schmerzzonen auf die Haut gesetzt worden sind, in den Körper gegeben. Die Stromintensität ist variabel und kann vom Patienten ganz individuell nach Verträglichkeit gewählt werden. Sinn der Methode ist es, die Schmerzleitung über die aufsteigenden Nerven zu behindern und so dafür zu sorgen, daß der Schmerzreiz nicht das Gehirn erreicht. Außerdem ist der Stimulierungsstrom in der Lage, körpereigene Endorphine freizusetzen, die wie Schmerzmittel im Körper wirken und zusätzlich zu einer Schmerzlinderung beitragen. Mit *TENS*-Geräten ist es also möglich, diese von der Natur selbst konstruierten Kontrollmechanismen in Gang zu setzen und so eine Schmerzlinderung ohne Nebenwirkungen zu erreichen. Und das ganz ohne Pillen und Spritzen! Die transkutane Nervenstimulation hat sich als Schmerztherapie schon derart bewährt, daß sie mittlerweile vom Arzt verordnet werden kann. Nach ärztlicher Verschreibung werden schmerzkranke Patienten auch mit entsprechenden Geräten versorgt.

Natürlich sollten Sie sicher sein, nur bewährte und technisch perfekte Geräte für die Behandlung zu verwenden. In meinen Praxen setzen wir daher nur Geräte der Firma *promed* ein, die sich auch für die häusliche Anwendung bestens bewährt haben. Denn tatsächlich ist diese Therapie problemlos zu Hause durchzuführen und völlig ungefährlich. Am besten, Sie lassen sich von Ihrem Therapeuten zeigen, wo Sie die kleinen Elektroden ansetzen müssen, dann können Sie dies problemlos auch zu Hause selbst tun. Die geringen elektrischen Nervenimpulse, die dann nötig sind, den Schmerzreflexbogen zu unterbrechen und damit Ihre Schmerzen zu lindern, sind kaum spürbar und deshalb auch nicht schmerzhaft.

Geräte gibt es in den unterschiedlichsten Größen, Ausstattungen und Preisklassen. Am wesentlichsten unterscheiden sie sich dadurch, daß man die Stromintensität stufenlos regeln kann oder daß bestimmte bewährte Intensitätsstufen vorgegeben sind. Letzteres ist zum Beispiel bei dem *promed tens 1000 s* der Fall. Dieses Gerät verfügt über 3 zur Wahl stehende Amplituden-

Modulationen: Frequenz, Impulsbreitenregler und Timer. Es ist schon für 129,00 Euro bei der Firma *promed*, Lindenweg 11, 82490 Farchant (Telefon 08821/9621-0) oder bei unserem ProVital-Versand erhältlich.

Noch besser ausgestattet ist das neue High-Tech-Schmerztherapiegerät von *promed*, das *promed digi 3000*. Es ist ein handliches kompaktes Zweikanal-Gerät mit Anwendungsspeicher und Darstellung aller Einstellungen und Abläufe auf digitalem Display. Es verfügt über 5 Modulationsarten, Frequenz, Impulsbreitenregler und läßt sich über einfach zu bedienende Tipptasten einstellen. Dieses Gerät ist für 139,- Euro bei der Firma *promed* oder beim Provital-Versand erhältlich.

Die Einsatzbreite der *promed* TENS-Geräte ist sehr groß. Ihre schmerzlindernde Wirkung hat sich bei Beschwerden mit der Halswirbelsäule und Nackenschmerzen ebenso bewährt, wie bei Muskelverhärtungen, Ischialgien, Schulter-, Hüftgelenk-, Fußgelenk- sowie Ellbogenschmerzen. Mit bestem Erfolg wird es aber auch eingesetzt bei allen schmerzhaften Erkrankungen der Wirbelsäule und bei Kopfschmerzen und Migräne.

Richtig angewendet führt die Behandlung dazu, daß der Schmerz in den meisten Fällen schon nach wenigen Minuten deutlich nachläßt. Regelmäßige Anwendung kann sogar zu einer dauerhaften Schmerzbefreiung führen. Allen Geräten liegt eine ausführliche Bedienungsanleitung mit detaillierten Hinweisen darüber bei, welche Punkte bei welchen Schmerzen zu behandeln sind.

Bewährte Methoden zur Vorbeugung und Selbstheilung

* 70 % aller Patienten, die wegen Rückenschmerzen einen Arzt aufsuchen, muten ihrem Rücken zuviel zu oder vernachlässigen ihn. Ursachen sind

hier aber nicht zu schwere körperliche Arbeit, sondern Fehlbelastungen oder Fehlhaltungen.

- Versuchen Sie bei Beschwerden im Nacken feucht-heiße Kompressen aufzulegen.
- Sie sollten viel Rückenschwimmen betreiben, da es die gesündeste Sportart für den Rücken ist. Vermeiden Sie jedoch Brustschwimmen, da dadurch die Wirbelsäule in eine unnatürliche Haltung gebogen wird.
- Seien Sie besonders vorsichtig mit jeder Form von Rückengymnastik, sofern sie nicht von einem Fachmann speziell für Sie zusammengestellt wurde. Viele Übungen schaden mehr, als sie nützen.
- Schneiden Sie Zwiebeln in Scheiben, schlagen Sie sie dann roh oder gebraten in ein Tuch ein, lassen Sie sie dann 20 Minuten auf den schmerzenden Stellen liegen. Das fördert nicht nur die Durchblutung, sondern hilft auch dem Gewebe, sich zu entgiften.
- Eine der wichtigsten Regeln zur Vermeidung von Rückenschmerzen ist das richtige Tragen von Lasten. Versuchen Sie die Last immer auf beide Arme zu verteilen, um eine Schiefhaltung der Wirbelsäule zu vermeiden.
- Wenn Sie etwas heben wollen, dann gehen Sie dazu stets in die Knie und nachher mit gestrecktem Rücken wieder hoch. Vermeiden Sie das Vornüberbeugen und Hochheben mit der Wirbelsäule.
- Nehmen Sie bei Nervenschmerzen hochdosiert sogenannte neurotrope Vitamine ein, die Sie als Kapseln oder Dragees in der Apotheke erhalten.
- Bei einem akuten Hexenschuß hilft zuerst am besten eine längere Bettruhe in Rückenlage. Außerdem können Sie Wärmeanwendungen, Einreibungen oder auch vorsichtige Massagen machen lassen. Als Einreibemittel haben sich Senfspiritus,

Kampfer oder Eukalyptusöl gut bewährt. Ganz besonders wirkungsvoll aber sind die *Medipolan*-Rücken-Pads für die Lendenwirbelsäule, die Sie problemlos unter Ihrer Kleidung auch außer Haus tragen können. Ihr permanentes elektrostatisches Feld sorgt für eine bessere Durchblutung, Entkrampfung der Muskulatur und damit Schmerzlinderung.

- Hilfreich sind auch Auflagen mit heißen Kartoffeln.
- Wem Kälte besser bekommt, der kann auch eine Eisbeutelmassage machen.
- Bei Rückenschmerzen, Neuralgien in Armen und Beinen helfen selbstverständlich auch homöopathische Fertigarzneimittel, die Sie in der Apotheke erhalten können. Besonders empfehlenswert sind hier z. B. Präparate mit den Bestandteilen *Rhus toxicodendron* (Giftsumach), *Aconitum* (blauer Eisenhut) und *Bryonia* (rotbeerige Zaunrübe). Während *Rhus toxicodendron* insbesondere bei Gelenkschmerzen und Neuralgien hilft, die sich durch Ruhe stets verschlimmern und sich bei Bewegung bessern, ist es bei *Bryonia* genau umgekehrt. So wird ein breites Beschwerdefeld abgedeckt. *Aconitum* ergänzt diese Wirkung noch durch seine entspannende, entkrampfende und allgemein schmerzstillende Eigenschaft.

Gelenkschmerzen

Schmerzen in den Gelenken zählen zu den rheumatischen Erkrankungen. Wissenschaftlich wird hier zwischen zwei ganz wesentlichen Ursachen unterschieden: den Schmerzen durch Gelenkabnutzung (Arthrosen) und den Schmerzen durch Gelenkentzündungen (akute bzw. chronische Arthritis bzw. Polyarthritis). In meinem Buch „Rheuma" habe ich mich mit dieser Thematik ausführlich beschäftigt, so daß ich Ihnen bei Interesse empfehlen würde, sich hier eingehend zu informieren. An dieser Stelle möchte ich aus Platzmangel nur kurz auf diese Krankheiten und ihre Behandlungsmöglichkeiten eingehen.

Wichtig ist es, diese Krankheiten rechtzeitig zu erkennen. Bei der Gelenkentzündung (Arthritis) zeigen sich anfangs ganz allgemeine Symptome wie Müdigkeit, allgemeine Gewichtsabnahme und Appetitlosigkeit. Auch Schwitzen im Wechsel mit Frieren, das Einschlafen der Glieder und ein Steifwerden der Gelenke, das sich vor allen Dingen morgens zeigt und erst nach vermehrter Bewegung wieder bessert, kann beobachtet werden. Auch Nackenschmerzen können auftreten, ebenso Beschwerden in Armen und Beinen oder in den Füßen und Händen. Erst später kommt es dann zu den ersten Schmerzen in den Gelenken, zunächst meist in den kleineren Gelenken wie Finger- und Zehengelenken. Da in der Regel mehrere Gelenke befallen sind, spricht man auch von der „vielfachen Gelenkentzündung" oder wissenschaftlich „Polyarthritis". Neben den Gelenken können auch Muskeln und Schleimhäute und natürlich auch die Wirbelsäule bzw. die Wirbelgelenke befallen werden. Als Ursache dieser Erkrankung kommen häufig Herde im Körper, also z. B. Entzündungen oder Vereiterungen, in Frage. Außerdem vermutet man, daß das körpereigene Abwehrsystem sich gegen seine eigene Körperzellen richtet, sich also Antikörper bilden, die dann das eigene Gelenkgewebe als Fremdkörper betrachten und bekämpfen. So entstehen dann schließlich Entzündungen und Zerstörungen an den Gelenkflächen. Die Folge sind quälende Schmerzen.

Auch die Gicht, eine typische Krankheit unserer Wohlstandsgesellschaft, gehört zu den entzündlich-rheumatischen Gelenkerkrankungen. Die Ursachen sind hier eindeutig falsche Ernährungsgewohnheiten, übermäßiger Fleischgenuß, Dauergebrauch von Kaffee und Alkohol sowie andere Fehler bei den Eß- und Trinkgewohnheiten, die zu einer Vermehrung der Harnsäure im Blut und für deren unvollständige Ausscheidung sorgen. Die Harnsäurekristalle lagern sich dann in den Gelenken ab, was zu Reizungen der Gelenkhaut und zu Entzündungen führt, die sich schließlich als „Gichtanfall" bemerkbar machen. Die Änderung der Ernährung auf eine vitalstoffreiche Vollwertkost ist hier die beste Therapie.

So wie die Arthritis, also die Gelenkentzündung, zählt auch die Arthrose, die Gelenkabnutzung, zu den rheumatischen Erkrankungen. Man nimmt heute an, daß neben Fehlbelastungen der Gelenke und Bewegungsmangel vor allen Dingen eine mangelnde Versorgung der Gelenke mit Nährstoffen für die krankhafte Stoffwechselstörung im Gelenk verantwortlich ist, die dann zur Abnutzung führt. Gerade Bewegungsmangel ist besonders gefährlich, da nur bei Bewegung die wichtige Gelenkschmiere gebildet wird, die verhindert, daß die Gelenkteile trocken aufeinander reiben. Mit gesunder Ernährung und viel Bewegung können Sie also einer Arthrose sehr wirksam vorbeugen. Ist die Arthrose jedoch schon vorhanden, ist es wichtig, die bestehenden Schmerzen zu lindern, so daß Sie die Gelenke ausreichend bewegen können. Hier kommen am ehesten intensive Wärme- oder Kältebehandlungen in Frage, wobei jeder für sich selbst herausfinden muß, was ihm besser bekommt. Ist der Schmerz gelindert, sollten Sie sich intensiv bewegen, bis wieder Schmerzen auftreten.

Nehmen Sie jedoch keine Schmerzmittel. Diese Präparate ändern nichts an der Krankheit, sondern betäuben nur das Symptom Schmerz, aber auf schädliche Weise. Die Naturheilkunde sieht ihre Aufgabe im Gegensatz darin, den Schmerz durch Beseitigung der schmerzverursachenden Störungen zu bekämpfen. Sind diese Ursachen nämlich erst behoben, wird der Schmerz auch nach Absetzen der naturheilkundlichen Heilmethode nicht mehr auftreten. Bewährt haben sich dafür einmal mehr Injektionen mit homöopathisch aufbereiteten Pflanzen- und Organextrakten. Natürlich aber auch die Organ-Frischextrakt-Therapie mit Thymus, Mesenchym (Bindegewebe) und ähnlich wirksamen Präparaten.

Selbstverständlich kommen auch Akupunktur und Neuraltherapie wieder zum Einsatz. Auch die Tiefenüberwärmung (Hyperthermie, s. dort) hat immer wieder bewiesen, daß sie schnell zur Schmerzlinderung beitragen kann.

Zur besseren Ernährung der geschädigten Gelenkknorpel ist natürlich Sauerstoff von höchster Wichtigkeit. Deshalb kommt auch die Sauerstoff-Mehrschritt-Therapie zum Einsatz. Eventuell noch ergänzt durch Injektionen mit Ozon und Einnahme von proteolytischen Enzymen. Auch bei Gelenkschmerzen lassen sich damit gute Erfolge erzielen, egal, ob es sich nun um Abnutzungserscheinungen oder Entzündungen handelt. Werden nämlich die Ozoninjektionen direkt in oder um das Gelenk herum gegeben, sorgt das Ozon für eine Desinfektion des Gewebes und tötet vorhandene Bakterien ab. Gleichzeitig bringt die verstärkte Sauerstoffzufuhr dem Gelenk eine bessere Ernährung und aktiviert die Selbstheilungskräfte. Auch bei einer Arthrose, also bei Abnutzungserscheinungen der Gelenke, lassen sich Ozoninjektionen gut einsetzen, da sie durch die Verbesserung der Sauerstoffversorgung auch für eine bessere Ernährung des Gelenkknorpels und damit für einen schnelleren Wiederaufbau sorgen.

Die Wirkung kann dann noch verbessert werden durch die Kombination mit proteolytischen Enzymen, die in der Apotheke erhältlich sind.

Auch Vitamine, insbesondere A und E, helfen, geschädigte Gelenke wieder zu „reparieren".

Magnetfeldbehandlung polt die Zellen auf Heilung

Die Heilwirkung der Magnetfelder war bereits in der Zeit vor Christi Geburt bekannt. Seit über 100 Jahren gibt es patentierte Geräte, mit denen Magnetfeldtherapie für Patienten durchgeführt wird. Die Behandlung mit einem pulsierenden Magnetfeld hat deshalb schon weltweit Anerkennung gefunden. Mittlerweile liegen einige Tausend wissenschaftliche Berichte vor, die ganz klar belegen, daß Magnetfelder tatsächlich eine biologische Wirkung auf den menschlichen und tierischen Körper haben. Die Forschungsergebnisse haben gezeigt, daß die Hauptwirkung dieser Behandlung auf der erhöhten Durchblutungsförderung und der Erhöhung des Sauerstoffdrucks im Gewebe beruht. Dadurch werden zum einen die Körperzellen wieder besser versorgt, zum anderen verstärkt Schlackstoffe ausgeschieden. Da bei den modernen Geräten sowohl die Frequenz zwischen Einschalten und Abschalten der Strahlung als auch die Intensität der Magnetstrahlung individuell gesteuert werden kann, läßt sich diese Therapie auf die jeweiligen zu behandelnden Krankheiten genau abstimmen. Dadurch kann eine gezielte Energieanreicherung in allen Geweben gewährleistet werden, damit der körpereigene Energiefluß wieder in Gang kommt und sich dadurch das Gewebe und die Organe regenerieren können. Gerade im orthopädischen Bereich hat die Magnetfeldtherapie ihre größten Erfolge verzeichnen können. Sie kann bei Wirbelsäulenerkrankungen ebensogut eingesetzt werden wie bei Knie- und Hüftgelenkerkrankungen, Lähmungen, Brüchen der verschiedensten Art, Knochenentkalkungen oder Muskel- und Nervenschmerzen.

Doch selbst innere Erkrankungen lassen sich mit dem pulsierenden Magnetfeld gut beeinflussen. So bessern sich Kopfschmerzen oder Migräne, aber auch chronische Nasennebenhöhlen- oder Ohrenentzündungen, Nieren- oder Blasenstörungen, Verdauungsschwächen, Leberstörungen und Enzymmangel.

Mittlerweile gibt es Magnetfeldgeräte nicht nur für die Praxis, sondern auch für den Hausgebrauch zu kaufen. Die Apparate können aber auch geliehen werden. Näheres erfahren Sie beim ProVital-Versand, 55444 Seibersbach (www.provital-shop.de).

Medipolan – mit Energie gegen Schmerzen

Bei der Erkrankung von schmerzhaften Gelenk-, Wirbelsäulen- und Muskelerkrankungen hat sich die Elektrotherapie schon seit Jahrzehnten einen guten Namen gemacht. Nachteil dieser Behandlung ist es jedoch, daß Sie dazu Ihren Arzt aufsuchen oder sich ein entsprechend teures Elektrotherapie-Gerät für zu Hause kaufen müssen. Und auch dann ist die Behandlung nicht permanent durchführbar, da Sie dieses Gerät schlecht mit sich herumtragen können. Um hier Abhilfe zu schaffen, wurden schon vor geraumer Zeit spezielle Energie-Pads entwickelt, die so konstruiert sind, daß sie ein dauerhaft bestehen bleibendes, elektrostatisches Feld aufbauen. Diese als „*Medipolan*-Energie-Pads" beim ProVital-Versand erhältlichen Bandagen sind aus einem speziellen Vlies – Schaum- und Baumwollstoff – hergestellt. In einem patentamtlich geschützten Verfahren wird dieses Pad speziell behandelt und besitzt nunmehr ein dauerhaftes elektrisches Feld, das dem Patienten rund um die Uhr dessen spezifische Heileigenschaften bietet. Das so dauerhaft auf den Körper einwirkende elektrostatische Feld führt zu einer positiven Beeinflussung der Nervenzellen und lindert rasch die Beschwerden, häufig bis zum völligen Verschwinden des Schmerzes. Ganz wesentlich dabei ist, daß durch die dauerhafte Anwendung der *Medipolan*-Energie-Pads die Durchblutung des Muskelgewebes verbessert und gefördert wird, was wiederum die Muskulatur entkrampft und entspannt und zum Aufbau einer lokalen körpereigenen leichten Erwärmung führt. Gleichzeitig werden verstärkt Nährstoffe an das erkrankte Körpergebiet herangeführt und Schlackstoffe schneller abtransportiert. Dies führt zu einer weitestgehenden Normalisierung des gestörten Stoffwechsels und damit zu Schmerzlinderung, Entzündungshemmung und Muskelentspannung.

Der besondere Vorteil dieser *Medipolan*-Energie-Pads besteht darin, daß sie eine nebenwirkungsfreie mobile Elektrotherapie bieten, wobei das elektrostatische Feld dauerhaft ist und nicht aufgeladen werden muß. Die Pads sind dabei so leicht und anschmiegsam, daß sie dauerhaft am Körper getragen werden können, sowohl nachts als auch am Tage unter der Kleidung. Der Patient kann dabei seinen gewohnten Tätigkeiten nachgehen, ohne in seinen Bewegungen beeinträchtigt zu werden. Die *Medipolan*-Energie-Pads werden nämlich als Paßform-Pads für jede Körperregion angeboten. So gibt es Hals-Nacken-Pads, Pads für die Brust- oder auch Lendenwirbelsäule, für Schulter und Arm, für die Handgelenke, für die Ellenbogen, die Kniegelenke, die Hüfte, Hände, Füße und Knöchel. Aber auch einfache Wickel-Pads, die wie eine elastische Binde überall am Körper angelegt werden können. Da die *Medipolan*-Energie-Pads frei von unerwünschten Nebenwirkungen sind, eignen sie sich hervorragend für die Selbstbehandlung. Da sie außerdem noch sehr preiswert sind, sind sie für jeden Geldbeutel erschwinglich und sollten in keiner „Hausapotheke" fehlen.

Mistel-Extrakt gegen Gelenkverschleiß

Obwohl die Heilwirkung der Mistel schon im Altertum bekannt war, begann man erst im 20. Jahrhundert damit, sie wissenschaftlich zu erforschen. Schon bald konnte dann belegt werden, daß die Wirkstoffe der Mistel nicht nur die gesamte Verdauung verbessern, chronische Verstopfung beseitigen, Völlegefühl, Blähungen oder sonstige unliebsame Erscheinungen übermäßiger Völlerei lindern können, sondern daß sie sogar eine blutdruckregulierende Wirkung haben, den Kreislauf stabilisieren, das Herz unterstützen, Kopfschmerzen, Hitzewallungen und Schwindelgefühle lindern und selbst Ohrensausen und Konzentrationsstörungen zu verbessern vermögen. Schließlich fand man noch heraus, daß Mistel-Injektionen, die unter die Haut oder direkt in die Vene gegeben werden, bei allen vegetativ belasteten Menschen eine schnelle Regulierung des Nervensystems bewirken können. Es zeigte sich auch, daß die Mistel-Injektionen bei allen rheumatischen Erkrankungen, bei chronischen Gelenkabnutzungen oder auch Gelenkentzündungen, bei Nervenschmerzen oder sogar bei Krebs nicht nur eine schmerzlindernde, sondern sogar eine regenerierende Wirkung haben. Gerade über die Wirkung von Mistel-Injektionen bei Gelenkabnutzungen bzw. Gelenkentzündungen liegen mittlerweile zahlreiche klinische Erfahrungsberichte von einigen Tausend Behandlungen vor. Obwohl die meisten dieser klinischen Berichte insbesondere die hervorragende Wirkung von Mistel-Extrakt-Injektionen bei Gelenkabnutzung erwähnen, hat die Praxis gezeigt, daß Mistel-Extrakt, in gleicher Weise angewandt, auch bei allen Formen von Gelenkentzündungen eine deutliche Wirkung zeigt.

Die Anwendung des Mistel-Extraktes erfolgt dabei streng intrakutan, also als Injektion in die Haut, bei der dann Quaddeln entstehen. Die Injektionen werden im Bereich der Gelenke so angeordnet, daß sie hauptsächlich entlang des Gelenkspaltes oder an besonders schmerzhaften Druckpunkten gesetzt werden. Als Folge der Injektionen bilden sich an den Einstichstellen örtlich begrenzte Entzündungen, deren Wirkung bis in die Fettschicht hinein nachgewiesen werden kann.

Dadurch kommt es zu einer besseren Durchblutung, die zu einer Regeneration der abgenutzten Gelenkflächen führt. Außerdem führen die Injektionen mit Mistel-Extrakt nachweislich zu einer deutlichen Steigerung der körpereigenen Abwehrkräfte. Gleichzeitig werden bestehende Schmerzen gebessert, egal, ob es sich um rheumatische Erkrankungen, Krebserkrankungen oder auch Nervenleiden handelt.

Die deutlich schmerzlindernde Wirkung der Mistel-Therapie zeigt sich in der Regel schon nach wenigen Tagen. Nach Abschluß der Injektionsserie wird durchschnittlich bei 60 % der behandelten Schultergelenkarthrosen, 50 % der behandelten Hüftgelenkarthrosen, 50 % der Kniegelenkarthrosen, Arthrosen des Sprunggelenks, Ellenbogengelenks und Handgelenks Beschwerdefreiheit erreicht. Auch bei degenerativen Erkrankungen der Wirbelsäule konnte mit Mistel-Quaddelungen rechts und links der Wirbelkörper eine Beschwerdefreiheit bei rund 60 % der behandelten Patienten beobachtet werden.

Bewährte Methoden zur Vorbeugung und Selbstheilung

- Ändern Sie Ihre Ernährung. Vermeiden Sie alles, was den Körper übersäuern könnte. Fleisch, insbesondere Schweinefleisch, Fisch, Alkohol, Nikotin, Koffein, Süßigkeiten und Zucker in jeder Form. Bevorzugen Sie eine vitalstoffreiche Vollwertkost mit viel frischen Salaten, Obst und Gemüse.
- Legen Sie sich einen heißen Heusack auf die schmerzenden Körperstellen.
- Einfacher ist es, wenn Sie an das erkrankte Gelenk oder um den Rücken ein *Medipolan*-Energie-Pad anlegen. Sie können es bei Tag und Nacht tragen, auch unter der Kleidung. Es behindert Sie nicht. Das permanent vorhandene elektrostatische Feld wird dafür sorgen, daß Ihre Beschwerden schnell nachlassen.
- Bewegen Sie sich. Fahren Sie viel Rad, weil dabei die Knie- und Hüftgelenke ohne große Belastung bewegt werden können.
- Machen Sie viel Rückenschwimmen.
- Wenn die Gelenke schmerzen, sollten Sie vor der Bewegung eine Selbstbehandlung mit intensiver Wärme oder Kälte machen. Zur Wärmetherapie empfiehlt sich die Überwärmung (Hyperthermie, s. dort) mit dem Infrarot-A Tiefenstrahler, der dort ein örtlich begrenztes „künstliches Fieber" bewirkt, die Durchblutung steigert und Schmerzen lindert.
- Zur Kältetherapie hat sich am besten ein Spezial-Eisbeutel bewährt, den ich in der japanischen Rheumaklinik von Dr. Yamauchi kennengelernt habe. Dazu nehmen Sie einen Gummi- oder Plastikbeutel, geben zwei Hände voll Eiswürfel und eine halbe Tasse Kochsalz hinein. Mengen Sie dann alles gut durch, blasen Sie den Beutel auf,

und verschließen Sie ihn oben so, daß er zu einer Eisblase wird.

Mit dieser Eisblase streichen Sie nun über die erkrankten Gelenke. Achten Sie darauf, daß Sie den Beutel nicht liegenlassen, denn er wird sehr kalt und kann deshalb Erfrierungen auslösen. Wenn der Moment eintritt, an dem die Kälte weh tut, beenden Sie die Kältebehandlung und beginnen mit Ihrem Bewegungstraining.

- Sorgen Sie für einen geregelten Stuhlgang.
- Bei entzündlichen Gelenkerkrankungen hat sich der Quarkwickel gut bewährt. Streichen Sie dazu gekühlten Quark auf die erkrankten Gelenke und legen Sie ein feuchtes Tuch darauf. Lassen Sie den Quark so lange auf den Gelenken liegen, bis er trocken und bröckelig wird. Quark kühlt das entzündete Gelenk und entzieht ihm Giftstoffe, die bei der Entzündung entstanden sind. Dadurch kann die Entzündung schneller abheilen, und das Gelenk wird schmerzfreier.
  Trinken Sie Heilkräutertees aus Löwenzahn, Wacholder-, Weidenrinde- und Brennesselblättern. Dieser Tee unterstützt die Entgiftung.
- Machen Sie Lehmwickel nach Pastor Felke.
- Um die schmerzenden Gelenke können Sie auch Krautwickel legen. Walzen Sie dazu Weißkohlblätter mit einem Nudelholz platt und legen Sie die ausgewalzten Blätter dann um die Gelenke herum.
- Hervorragend ist auch die Wirkung von Teufelskrallentee.
- Nutzen Sie die entgiftende regenerierende und antientzündliche Kraft der Brennessel. Trinken Sie Brennesseltee, essen Sie Brennesselspinat.
- Unbedingt erwähnt werden muß auch hier wieder der Pestwurz-Extrakt (*„Petadolex"*), der sich nicht nur bei Migräne und Menstruationsschmer-

zen bewährt hat, sondern auch bei Rücken- und Gelenkbeschwerden.

- Als homöopathisches Komplexmittel möchte ich hier auch noch einmal *Araniforce forte*-Tropfen empfehlen, die bei rund 80 % aller Patienten eine deutliche Schmerzlinderung und Verbesserung der Beweglichkeit bewirkt haben.
- Setzen Sie zu Hause die schon beschriebene *TENS*-Therapie mit dem *promed tens 1000 s* oder *digi 3000* ein. Bei allen Rücken- und Gelenkschmerzen hat sich diese einfache und nebenwirkungsfreie Selbstbehandlung bestens bewährt.

Neuralgien im Körper und im Gesicht

Wie bereits gesagt, liegen Schmerzen in Armen und Beinen meistens Neuralgien zugrunde. Selten sind diese Neuralgien jedoch Folgen von Infektionen oder Entzündungsvorgängen. In der überwiegenden Zahl der Fälle werden sie durch Veränderung an der Wirbelsäule ausgelöst.

Anders ist es bei den Neuralgien am Körper und im Gesicht.

Während die Neuralgien im Gesicht – wie die Trigeminusneuralgie – fast immer die Folgen einer Entzündung sind, sind die Neuralgien am Körper, wie die Gürtelrose, oft die Folge einer Virusinfektion. Beide verursachen stärkste Schmerzen und haben im Einzelfall schon Leidtragende bis zum Selbstmord getrieben. Aus diesem Grund möchte ich auch zu diesen „besonderen Neuralgien" einige Hinweise zur naturheilkundlichen Behandlung geben.

Seit vielen Jahren behandele ich Patienten mit Trigeminusneuralgie (Schmerzen des Gesichtsnervs) mit sehr großem Erfolg. Ich setze hier eine kombinierte Behandlungsmethode ein, bei der wiederum verschiedene Heilanwendungen zielgerichtet kombiniert und gemeinsam eingesetzt werden.

Zunächst werden mit der Neuraltherapie mögliche Störfelder ausgeschaltet, häufig handelt es sich hierbei um kranke Zähne oder Narben. Auf Dauer sind auch chronische Nebenhöhlenentzündungen für die Schmerzen und die Entzündungen am Trigeminusnerv verantwortlich. Hier hilft die schon mehrfach erwähnte Hyperthermie (Überwärmungstherapie) mit Infrarot-A-Tiefenstrahlen in Kombination mit dem pulsierenden Magnetfeld. Schon in kürzester Zeit werden damit Entzündungen und Vereiterungen abgebaut, und die Schmerzen lassen nach oder verschwinden ganz.

Selbstverständlich muß aber auch der kranke Nerv behandelt werden. Hier helfen Injektionen mit ausgewählten homöopathischen Heilmitteln. Die Spritze wird direkt an die Trigeminuswurzel, die sich in der Nähe des Kiefergelenkes vor dem Ohr befindet, und an die Trigeminusaustrittspunkte im Bereich der Augenbraue und der Backenknochen gesetzt. Die Behandlung ist nahezu schmerzfrei, sorgt aber nach einigen Wiederholungen dafür, daß die Reizungen am Trigeminusnerv nachlassen und die Schmerzen verschwinden.

Ergänzend wird auch Akupunktur eingesetzt, wobei die Auswahl der Punkte nicht nur spezifisch auf die Trigeminusneuralgie abgestimmt wird, sondern auch mögliche Ursachen dieser Trigeminusneuralgie mit berücksichtigt werden.

Sollte ein Sauerstoffmangel oder auch eine Degeneration von Organen vorhanden sein, kann die Behandlung der Trigeminusneuralgie noch durch die Sauerstoff-MehrschrittTherapie und eventuell auch durch Injektionen mit Organ-Frisch-Extrakten unterstützt werden. Das verbessert nicht nur die Entgiftung des Körpers, sondern regt auch die Selbstheilungskräfte an, was in der Regel zu einem schnelleren Behandlungserfolg führt. Normalerweise können dann nach 10 bis

20 Sitzungen deutliche Linderungen oder sogar eine Beseitigung der Schmerzen erreicht werden.

Hier erinnere ich mich an den Fall einer jungen Frau. Petra K. litt seit über 10 Jahren an heftigsten Trigeminus-Schmerzen, als sie zu mir in die Praxis kam. Begonnen hatte alles mit einer Zahnbehandlung. Unter der Plombe am Backenzahn hatte sich ein Eiterherd gebildet, der der jungen Frau dauerhaft Schmerzen bereitete. Für den Zahnarzt selbst war das kein Problem. Er schlug eine Wurzelbehandlung vor und versprach, daß Petra K. danach wieder Ruhe haben würde. Petra K. ließ die Zahnbehandlung vornehmen. Doch als die Betäubung dann nach ein paar Stunden nachließ, hatte sie immer noch Schmerzen in der Wange.

„Zahnschmerzen wie Nadelstiche", beschrieb Petra K. das Schmerzgefühl. „Natürlich ging ich wieder zu meinem Zahnarzt zurück, doch der konnte mir hier auch nicht weiterhelfen. Er versuchte noch die eine oder andere Behandlung, aber nichts half. Die stechenden und manchmal auch brennenden Schmerzen blieben und wurden immer stärker. Schon bei der leisesten Berührung tat alles weh, an Zähneputzen oder kauen war kaum zu denken."

Als der Zahnarzt schließlich nicht mehr weiter wußte, überwies er Petra K. an einen Neurologen. Der stellte bei ihr eine Trigeminus-Neuralgie fest, die aufgrund einer Nervenreizung entstanden war. Petra K. bekam nun starke Schmerzmittel, die aber kaum anschlugen und ihr außerdem noch Übelkeit bereiteten. Die dauerhaften Schmerzattacken wurden immer schlimmer.

„Tatsächlich riet mir dann ein anderer Neurologe, den quälenden Schmerz durch eine Operation zu beseitigen. Dabei wird der Nerv im Gesicht operativ durchtrennt. Eine grauenvolle Vorstellung", berichtete Petra K. weiter.

Glücklicherweise erfuhr Frau K., noch bevor sie einer Operation zustimmte, durch eine Freundin von meiner

Praxis. Kurz darauf vereinbarte sie schon einen Termin und nun setzte sie alle Hoffnung in die Behandlung mit Naturheilverfahren.

„Die Trigeminus-Neuralgie muß individuell behandelt werden", erklärte ich meiner Patientin.

„Besonders schwierig wird die Therapie, wenn – wie bei Ihnen – die Schmerzen bereits chronisch geworden sind. Dennoch gibt es sehr gute Chancen, Ihnen zu helfen."

Ich erklärte der Patientin weiter, daß, im Sinne der Ganzheitstherapie, das oberste Ziel der alternativen Behandlung nicht die Unterdrückung der Schmerzen mit Schmerzmitteln ist, sondern die Regeneration des geschädigten Nerves, die Aktivierung des Immunsystems, um die Selbstheilungskräfte anzuregen und gleichzeitig die Entgiftung des Körpers, um Schlackenstoffe loszuwerden.

Petra K. wurde dann mit einer kombinierten Therapie behandelt, zu der die Überwärmung mit Infrarot-A-Strahlen ebenso gehörte wie Injektionen mit homöopathischen Mitteln, Akupunktur und die Behandlung mit pulsierendem Magnetfeld.

Schon nach 8 Behandlungen stellte sich ein spürbarer Erfolg ein. Die Schmerzen ließen deutlich nach, Petra K. konnte die Schmerztabletten reduzieren. Nach 14 Behandlungen war Petra K. völlig beschwerdefrei. Heute ist ihr Gesichtsschmerz vollkommen weg und sie ist wieder die strahlende junge Frau, die sie einmal war.

Bewährte Methoden zur Vorbeugung und Selbstheilung

- Sehr wirkungsvoll sind Einreibungen mit Melissengeist, den es fertig in der Apotheke zu kaufen gibt.
- Bestens bewährt hat sich auch Johanniskrautöl,

das an die schmerzenden Stellen im Gesicht eingerieben wird.

- All den Patienten, die die Wärme nicht vertragen, seien Eisauflagen oder auch wiederholte
Blaulichtbestrahlungen empfohlen.
- Sehr wirkungsvoll ist die homöopathische Aufbereitung von *Gelsemium* (falscher Jasmin). Lassen
Sie homöopathische *Gelsemium*-Tabletten oder
-Tropfen z. B. in der Potenz D4 3 x täglich langsam
im Munde zergehen.
- Bei Entzündungen ist auch die Einnahme von
proteolytischen Enzymen, z. B. *Wobenzym*, zu
empfehlen.

Gürtelrose

Eine halbe Million Menschen erkranken Jahr für Jahr
in der Bundesrepublik an einer Krankheit, die bei manchen kurzfristig auftritt und dann wieder verschwindet,
bei anderen aber chronische Schmerzzustände zurück-
läßt: die Gürtelrose. Sie kündigt sich schon früh mit
harmlosen Anzeichen wie Verdauungsbeschwerden,
leichtem Fieber und Unwohlsein an. Schnell entstehen
dann in dem erkrankten Körpergebiet kleine rote Flecken und Bläschen, die sich vermehren und sehr stark ju-
cken. Die Lymphknoten schwellen an, der Patient neigt
zu vermehrtem Harnfluß, seine Haut ist berührungs-
empfindlich, und es können mehr oder weniger starke
Nervenschmerzen hinzukommen. Als Ursache dieser
Krankheit gilt der sogenannte Zoster-Virus, der durch
Tröpfchen oder Kontakt übertragen wird und meistens
im Frühjahr oder Herbst auftritt. Es handelt sich dabei
um den gleichen Virus, der bei Kindern zu Windpocken
führt. Die Zoster-Viren setzen sich an den Nervensträngen des Rückenmarks und im Kopf fest, wodurch sich
die befallenen Nerven entzünden. Die Entzündung

wandert dann allmählich von dem befallenen Nervenstrang bis zur Hautoberfläche vor und bildet dort die erwähnten Flecken oder Bläschen. Die Gürtelrose zieht sich dabei – wie der Name schon sagt – parallel zu den Nervensträngen wie ein Gürtel um den Körper des Patienten.

Meistens heilt die Krankheit komplikationslos ab, doch in einigen Fällen treten Probleme auf. Besonders eine Ausbreitung im Gesicht, die sogenannte Gesichtsrose, ist gefürchtet. Sie kann sogar den Sehnerv befallen und schädigen.

Aber auch die Gürtelrose am Körper ist gefährlich, da nach Abheilen des Hautausschlages hier häufig starke Nervenschmerzen zurückbleiben. Diese Schmerzen können sehr hartnäckig sein und jeder Behandlung trotzen. Doch mit Naturheilverfahren läßt sich dieses Leiden meist gut beeinflussen oder sogar ausheilen.

Zur Schmerzlinderung werden Quaddeln mit einem neuraltherapeutischen Medikament, meistens *Procain*, in die Schmerzzonen gesetzt. Ergänzend zur Neuraltherapie injiziere ich meinen Patienten Vitaminpräparate, vor allen Dingen B 12-Depot, B 6 und B 15. Diese Vitaminpräparate haben sich bei allen Neuralgien bestens bewährt und aktivieren die Selbstheilungskräfte der angegriffenen Nerven.

Ganz wichtig bei der Behandlung der Gürtelrose sind auch spezielle Bestrahlungen, z. B. Infrarot-A-Tiefenstrahlen oder eine Kombination aus ultravioletten und Infrarot-Strahlen.

Wie bei allen Entzündungen können auch hier die proteolytischen Enzyme mit Erfolg eingesetzt werden. Besonders wirkungsvoll ist die Kombination aus proteolytischen Enzymen und Thymus-Extrakt, der zusätzlich als Thymus-Frisch-Extrakt verabreicht werden kann. Das stärkt die Abwehrkräfte und führt zu einem schnelleren Ausheilen der Entzündung.

Bewährte Methoden zur Vorbeugung und Selbstheilung

- Schon wenn Sie den ersten Verdacht haben, an der Gürtelrose erkrankt zu sein, sollten Sie sofort drei bis fünf Tage Saftfasten einlegen und anschließend noch drei Wochen eine rein vegetarische Kost einhalten.
- Wenn die ersten Bläschen auftauchen, sollten Sie sie regelmäßig mit Olivenöl betupfen oder auch mit trockener Heilerde bepudern.
- Auch Umschläge mit kaltem Speisequark haben eine stark schmerzlindernde Wirkung.
- Als homöopathisches Medikament sollten Sie mezereumhaltige Mittel verwenden.
- Bewährt bei allen Nervenschmerzen hat sich auch der Einsatz des schon mehrfach empfohlenen Schiele-Kreislauf-Fußbades, das gerade hier besonders erwähnenswert ist.

Schmerz und Psyche – die besonderen Heilmethoden für Körper, Geist und Seele

Wie sehr Schmerz und Psyche zusammenhängen, habe ich in diesem Buch schon mehrfach erwähnt. Schmerz bleibt aber immer eine ganz persönliche Empfindung, die niemand anders nachempfinden kann. Seine Intensität ist ganz wesentlich von Ihrer psychischen bzw. seelischen Verfassung abhängig. Deshalb läßt sich die Schmerzempfindung durch alle Therapien, die ausgleichend auf Seele und Psyche wirken, deutlich vermindern oder gar ganz ausschalten. Dazu zählt das autogene Training ebenso wie Yoga und Meditation.

Ganz besonders bewährt aber hat sich zur Harmonisierung von Körper, Geist und Seele und damit auch zur Reduzierung oder gar Ausschaltung des Schmerzempfindens die in meinen Praxen entwickelte „Edelstein-Meridian-Massage". Das Besondere an dieser neuen Methode ist eine gelungene und erfolgreiche Kombination aus Meridian-Massage, Edelstein-Meditation, Farbtherapie und meditativer Musik.

Die Massage ist so konzipiert, daß sie den gestauten Energiefluß in den Meridianen wieder zum Fließen bringt und auf diese Weise dafür sorgt, daß energetische Disharmonien wie psychische und seelische Störungen, Abgespanntheit, Müdigkeit oder einfach auch allgemeine Leistungsschwäche wieder in ein harmonisches Gleichgewicht gebracht werden.

Wenn Körper, Geist und Seele dann wieder zu einem harmonischen Ganzen verschmelzen, die Energien also wieder ungestört fließen, lassen in den meisten Fällen auch vorhandene Schmerzen deutlich nach. Außerdem fühlen sich die Patienten rundum wohler und können so den Schwierigkeiten des Alltags wesentlich besser trotzen.

Um möglichst vielen Menschen, egal, ob Laien oder Therapeuten wie Heilpraktikern, Ärzten, Masseuren oder Kosmetikerinnen diese angenehme, völlig harmlose, aber doch hochwirksame Therapie beizubringen, veranstalten wir in unserem ProVital Naturheilzentrum mehrmals im Jahr Wochenend-Seminare, in denen den Teilnehmern in kleinen Gruppen alle Arten der Meridian-Massagen in angenehmer Atmosphäre beigebracht werden. Das Seminar für die Meridian-Gesichtsmassagen dauert jeweils ein Wochenende. An einem weiteren Wochenende kann dann die Meridian-Rücken-, Brust-, Bein- und Po-Massage erlernt werden. Und wer die Meridian-Massage – wie das bei uns fast immer durchgeführt wird – mit einer Edelstein-Behandlung und Meditation verbinden will, kann auch dies an einem weiteren Wochenende erlernen.

Wenn Sie Näheres wissen wollen, rufen Sie doch einfach an:

ProVital-Seminardienst, Telefon: 0 67 24-39 97
Fax: 0 67 24-68 43

Bezugsquellenverzeichnis

Immer wieder werde ich von den Lesern meiner Bücher gefragt, wo man denn die von mir erwähnten Arzneimittel, Heilmittel, medizinischen Geräte oder auch Bücher beziehen kann. Um Ihnen nun diese Frage zu ersparen, möchte ich Ihnen anschließend einige Hinweise zu Bezugsquellen geben.

Alle genannten apothekenpflichtigen Arzneimittel erhalten Sie selbstverständlich in Apotheken.

Alle nicht-apothekenpflichtigen Präparate wie z. B. „Nahrungsergänzungsmittel" sowie alle medizinischen Geräte und Bücher können Sie vom ProVital-Versand, 55444 Seibersbach erhalten (Internet: www.provital-shop.de). Unter anderem bekommen Sie dort ätherische Öle, Schiele-Fußbadewannen für die ansteigenden Kreislauf-Fußbäder nach Schiele, Badezusätze für die Schiele-Bäder, Extrakte für die Vollbäder als Ergänzung zu den Schiele-Fußbädern, Heimgeräte für die Magnetfeldtherapie zu Hause, Bestrahlungslampen wie den Infrarot-A Tiefenstrahler, Heimgeräte für die Sauerstoff-Mehrschritt-Therapie für die tägliche Selbstbehandlung, spezielle orthopädische Kopfkissen zur Schonung der Halswirbelsäule sowie Matratzenauflagen zur Schonung der gesamten Wirbelsäule, der Gelenke und Muskeln, den „Lebenswecker nach Baunscheidt", die *Medipolan*-Energie-Pads und vieles mehr.

Sollten Sie Fragen zu den in diesem Buch beschriebenen Diagnose- oder Therapieverfahren haben, wenden Sie sich bitte direkt an den

ProVital-Patienten-Informationsdienst
Autishof 4
55444 Seibersbach
Telefon: 06724-3997
Fax: 06724-6843
E-Mail: versand@provital-online.de
Oder: praxis@provital-online.de

Oder schauen Sie nach auf unserer Internet-Seite unter www.provital-online.de.

Wir wollen, daß es Ihnen gutgeht.